AF586490

RELATION MÉDICALE

DE LA CAMPAGNE

DE LA FRÉGATE A VOILES L'IPHIGÉNIE

(Voyage à la Nouvelle-Calédonie, années 1864-1865).

No 13

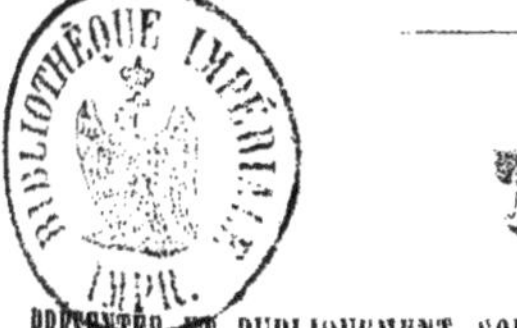

THÈSE

PRÉSENTÉE ET PUBLIQUEMENT SOUTENUE A LA FACULTÉ DE MÉDECINE DE MONTPELLIER,

le 16 Mars 1866,

PAR

BRION (Jean-Baptiste-Marie-Toussaint),

Né à Plurien (Côtes-du-Nord),

Médecin de 1re classe de la Marine impériale,

POUR OBTENIR LE GRADE DE DOCTEUR EN MÉDECINE.

MONTPELLIER

JEAN MARTEL AINÉ, IMPRIMEUR DE LA FACULTÉ DE MÉDECINE,

RUE DE LA CANABASSERIE 2, PRÈS DE LA PRÉFECTURE

1866

A LA MÉMOIRE

DE MON PÈRE.

A LA MÉMOIRE

de M. F. ADAM, mon premier maître.

A MA MÈRE.

A MA FAMILLE.

J. BRION.

A MONSIEUR

MARCELLIN DUVAL,

Directeur du service de santé de la Marine impériale au port de Brest,

Commandeur de la Légion d'Honneur.

A MONSIEUR

A. DUVAL,

Médecin en chef de la Marine impériale au port de Brest,

Professeur de clinique chirurgicale,

Officier de la Légion d'Honneur.

A M. LE DOCTEUR

J.-B. FONSSAGRIVES,

Médecin en chef de la Marine,

Professeur d'hygiène à la Faculté de médecine de Montpellier,

Officier de la Légion d'Honneur.

J. BRION.

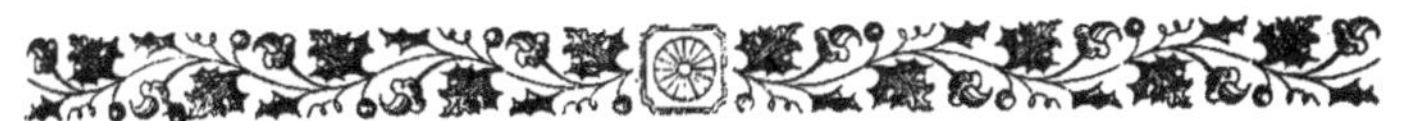

RELATION MÉDICALE

DE LA CAMPAGNE

DE LA FRÉGATE A VOILES L'IPHIGÉNIE

(Voyage à la Nouvelle-Calédonie, années 1864-1865).

Plusieurs frégates à voiles partent chaque année des ports de France, soit pour renouveler le personnel militaire de nos établissements de l'Océanie, soit pour y transporter des condamnés de diverses catégories ou du matériel.

L'Iphigénie, depuis son dernier armement en octobre 1860, a fait à la Nouvelle-Calédonie deux voyages de ce genre, séparés par une mission au Mexique et un voyage de transport de troupes au Sénégal et à la Guyane, à l'occasion de l'expédition de guerre du Fouta (Sénégal).

Médecin-major de ce bâtiment pendant le voyage du Sénégal et de la Guyane, et pendant la dernière campagne de la Nouvelle-Calédonie, nous avons pris pour sujet de dissertation inaugurale l'histoire médicale de ce dernier voyage autour du monde qui s'est accompli dans des circonstances exceptionnelles.

L'Iphigénie, en effet, transportait à la Nouvelle-Calédonie le premier convoi de condamnés provenant du bagne de Toulon ;

A Port-de-France, elle a conservé à bord la plus grande partie de ces transportés pendant six mois, jusqu'à l'achèvement d'un pénitencier provisoire à terre ; puis elle a pris part à divers travaux, principalement à l'établissement d'un phare à l'entrée de Port-de-France ;

Enfin, elle a ramené en France des troupes d'artillerie et d'infanterie de la marine, et un assez grand nombre de malades et de convalescents.

Notre sujet se trouve ainsi divisé en trois parties :

I. Traversée de Toulon à Port-de-France, avec les relâches de Saint-Vincent et de Saint-Denis. Dans cette partie, nous insisterons surtout sur les considérations relatives à l'hygiène des condamnés.

II. Séjour à la Nouvelle-Calédonie : nous y comprendrons un voyage de courte durée que *l'Iphigénie* a fait à Sydney (Australie).

III. Traversée de Port-de-France à Brest, avec la relâche de Rio-Janeiro.

I.

Traversée de Toulon à la Nouvelle-Calédonie.

L'Iphigénie est une ancienne frégate à voiles de 60 canons, armée en transport depuis 1860. Les aménagements intérieurs laissent peu à désirer au point de vue de l'hygiène; et, dans nos rapports de fin de campagne, nous nous sommes borné à signaler deux améliorations faciles à réaliser et qui seraient d'une grande utilité sur tous les bâtiments du même type affectés aux longues navigations : 1° l'ouverture, sur le pont (sur l'avant du mât de misaine), d'un panneau ou de deux trous d'hommes qui permettraient d'établir soit des manches à vent, soit des tuyaux en tôle, mobiles, qui peuvent être orientés suivant la direction du vent, et apporteraient de l'air dans l'hôpital et dans le faux-pont avant; 2° une deuxième cuisine (système Oyos), pour la préparation des aliments des élèves, des maîtres et des malades, et l'abandon de ces fourneaux à roulis très-propres à causer des brûlures de toutes sortes et à produire cette fumée qui rend insupportable l'habitation de l'avant de la batterie, à certaines heures du jour.

La dépêche ministérielle en date du 3 octobre 1863, qui désignait *l'Iphigénie* pour transporter à la Nouvelle-Calédonie un convoi de 250 forçats du bagne de Toulon, prescrivait d'y faire exécuter les installations spéciales que comporte un transport de condamnés.

Les seules modifications apportées aux dispositions ordinaires du navire consistent en deux compartiments placés de chaque côté de la batterie, fermés par des barreaux de fer espacés de 10 centimètres, et offrant ensemble un logement de 120 mètres carrés à peu près de superficie. Cet espace, trop restreint, n'a été suffisant qu'à la condition de faire coucher la moitié des transportés dans des hamacs et l'autre moitié sur le pont même de la batterie; encore faut-il déduire de la superficie totale celle d'un compartiment secondaire qui avait $4^m,09$ cent. de largeur et $2^m,10$ cent. dans le sens de la longueur du navire, et qui a servi d'infirmerie pour les condamnés. On y a placé un lit en fer et trois cadres ; et, pour mettre obstacle à l'action trop vive du froid et des courants d'air sur les malades, les trois côtés fermés par des barreaux de fer ont été entourés de toile à voiles jusqu'à la hauteur de 1^m,50 cent., un intervalle de 0,70 centimètres étant ménagé entre cette toile et le pont supérieur de la batterie, pour faciliter la circulation de l'air et la surveillance à exercer dans l'infirmerie. Cette toile, comme tout le reste de la batterie, était peinte au lait de chaux deux fois au moins par semaine.

Entre les logements des condamnés et l'hôpital du bord restait un espace de 7^m,50 cent. de longueur, occupé en partie par les différentes cuisines, et sur l'arrière un espace plus considérable affecté au couchage des autres passagers, dont le nombre s'élevait à 163.

L'équipage couchait dans le faux-pont et était composé de 250 hommes (officiers compris). Au départ de Toulon et après l'embarquement des condamnés, le 5 janvier 1864, l'effectif total était donc de 663 hommes.

Les condamnés qui devaient s'embarquer sur *l'Iphigénie* étaient placés depuis le 4 décembre *en salle*, c'est-à-dire isolés des autres forçats, sans communication avec l'arsenal et soumis à une surveillance toute particulière.

Cet isolement pourrait être mis à profit pour leur appliquer des mesures d'hygiène, qui seraient d'un effet très-salutaire sur toute la campagne. Ainsi, ne serait-il pas possible de forcer chacun des condamnés à se tenir dans un état parfait de propreté (propreté du corps aussi bien que des vêtements) ; à se débarrasser d'insectes parasites qu'à bord il devient difficile, sinon tout-à-fait impossible, de faire disparaître, et qui constituent un inconvénient au moins désagréable pour l'équipage, qui vit pour ainsi dire en contact avec le condamné, et n'a pu se garantir qu'avec peine d'un pareil voisinage?

D'autres précautions plus importantes pourraient être prises pendant que les condamnés sont *en salle*.

Si l'on considère que le régime alimentaire des bagnes, en général, est essentiellement débilitant, et que les condamnés désignés à Toulon pour la Nouvelle-Calédonie vont entreprendre une traversée de quatre mois de mer au moins, une de ces traversées pendant lesquelles il est rare que les marins eux-mêmes ne présentent pas quelques signes de scorbut, on est conduit à émettre le vœu que ces condamnés reçoivent, pendant le mois qui précède le départ, une nourriture plus fortifiante, dans laquelle il entrerait un peu de viande fraîche, des légumes et une certaine quantité de vin.

Cette pensée, qui nous a été suggérée par les observations que nous avons faites sur *l'Iphigénie*, est tout-à-fait conforme à l'opinion exprimée, au mois de mars 1851, par le Conseil de santé de Brest, dans une note que nous devons à l'obligeance de M. M[lin] Duval, alors chirurgien en chef de l'hôpital du bagne.

Dans cette note, le Conseil de santé déclare « qu'il serait utile que la ration alimentaire des condamnés du bagne fût modifiée de manière à en accroître la puissance alibile, et en même temps à en détruire la trop constante uniformité.

» Il conclut qu'on obtiendrait en partie ces résultats en donnant deux fois par semaine une demi-ration de viande avec une certaine quantité de légumes autres que ceux qui constituent la ration actuelle des forçats, ou en accordant une fois par semaine une ration de viande avec addition de légumes verts (1). »

De plus, l'examen des transportés qui formaient le convoi de *l'Iphigénie* nous a fait bientôt reconnaître qu'un certain nombre d'entre eux étaient affectés de maladies graves, telles que phthisie, maladies organiques du cœur. Au lieu d'embarquer ces hommes qui ne sont véritablement pas en état de supporter une longue navigation, et qui, seuls, ont figuré sur le tableau des décès pendant les premiers mois qui ont suivi le départ, ne serait-il pas préférable de les laisser au bagne de Toulon ?

Qu'arrive-t-il par suite de l'embarquement de ces incurables? On

(1) Note sur le régime alimentaire des condamnés détenus au bagne de Brest, mars 1851.

expédie dans une colonie en voie de formation des hommes qui n'y produiront aucun travail, après une traversée pénible pour eux et onéreuse pour l'État par les médicaments et les vivres de malades consommés, sans compter qu'ils accaparent les faibles ressources que le bord peut mettre à la disposition des condamnés malades.

Un moyen simple et sûr d'obvier à cet inconvénient consisterait à faire visiter avec beaucoup de soin les condamnés avant leur embarquement ; et, pour que cette visite ait tout le résultat que l'on est en droit d'attendre, on pourrait charger de cette visite le chirurgien-major du navire qui portera le convoi ; plus que personne, il sera intéressé à ne pas faire embarquer des hommes malades au départ.

Qu'il soit même chargé de la visite journalière des condamnés pendant les huit ou dix jours qui précèdent l'embarquement : il connaîtra de suite les hommes plus ou moins affaiblis, qui ont besoin de soins particuliers, et se rendra compte de l'état général beaucoup mieux qu'il ne pourra le faire à bord.

Enfin, il y aura lieu de prendre une mesure dont l'utilité nous a été démontrée par ce qui s'est passé à bord de *l'Iphigénie :* c'est de pratiquer la revaccination des condamnés. Si cette précaution avait été prise pour le convoi de *l'Iphigénie*, peut-être n'aurions-nous pas eu les deux cas de varioloïde qui se sont déclarés peu de jours après le départ ; et, dans le cas contraire, s'il s'était trouvé parmi les condamnés un seul individu qui présentât une pustule vaccinale à la période convenable, il nous eût été possible de faire des revaccinations sur tout l'équipage et les autres passagers, ce que nous avons vainement tenté de faire au moyen de vaccin conservé sur des plaques de verre.

Si nous avonssi longuement insisté sur les mesures d'hygiène à prendre avant le départ, c'est qu'elles nous paraissent très-faciles à réaliser, et que, d'un autre côté, elles peuvent préserver un bâtiment où règne le plus grand encombrement d'accidents très-regrettables et même d'une épidémie meurtrière.

Avant d'embarquer, chaque condamné a reçu par les soins de l'administration du bagne : trois chemises de toile, deux pantalons et une vareuse de toile ; un pantalon, une vareuse et un bonnet de laine, et une paire de souliers. A ces vêtements nous voudrions voir ajouter une ou deux paires de bas de laine, ce qui aurait pour effet de diminuer d'une façon notable les affections des voies respiratoires et de l'abdomen.

Tous ces vêtements ont été tenus à bord dans le plus grand état de propreté possible ; et, pour cela, de l'eau douce et même de l'eau chaude était délivrée aux condamnés chaque fois que le besoin s'en faisait sentir.

Le régime alimentaire des transportés était le même que celui de l'équipage et des autres passagers, à l'exception de l'eau-de-vie qui ne leur était pas donnée au repas du matin et du vin qu'ils recevaient seulement au repas de midi (23 centilitres par homme). Pour tout le reste, la nourriture des condamnés a été fixée d'après les réglements en vigueur dans la marine.

Les vivres pris à Brest et à Toulon ne laissaient rien à désirer sous le rapport de la qualité. Trente-sept bœufs vivants ont été embarqués à Toulon, Saint-Vincent et Saint-Denis ; de la viande fraîche a été délivrée tous les jours pendant les relâches ; de sorte qu'il y a eu (tout compris), trente-huit repas de viande fraîche répartis de la manière suivante : dix repas en janvier, sept en février, dix en mars, neuf en avril et en mai.

Saint-Vincent (Iles-du-Cap-Vert), où la frégate a relâché du 27 janvier au 1er février, offre très-peu de ressources en vivres et rafraîchissements. Le bœuf y est rare et de mauvaise qualité ; et nous n'avons pu y prendre pour les malades que quelques poules, des oranges et des citrons apportés des îles voisines. L'eau elle-même est mauvaise, rendue saumâtre par de l'eau de mer qui a filtré à travers une couche de terrains sablonneux de 450 mètres d'épaisseur environ, et s'est mélangée à l'eau des pluies. Cette eau a surtout été employée pour les lavages et la cuisine, jamais comme boisson ordinaire. Nous lui préférions l'eau de la cuisine distillatoire, qui, avant d'être mise dans les caisses en tôle, traversait le filtre de M. Lefèvre, garni de charbon animal en grains qui avait été lavé à l'acide chlorhydrique ; et, le plus souvent encore, ne s'est-on servi de cette eau que pour les besoins de la cuisine.

A Saint-Denis (île de la Réunion), *l'Iphigénie* a séjourné du 21 au 31 mars. Les vivres ont été complétés ; la farine, qui datait de 1862, était seule de qualité inférieure, un peu aigrie et échauffée, sous la double influence de la chaleur et de l'humidité.

Quelques cas de scorbut s'étant manifestés à bord, outre la viande fraîche délivrée tous les jours, on a donné du cresson en supplément à tout le monde. On a embarqué une grande quantité de vivres frais pour les malades : poules, œufs, pommes de terre, citrons, oranges, bananes.

Cent soixante litres de vin de quinquina ont été demandés à la pharmacie de la Colonie.

Ces provisions ont été du plus grand secours, surtout pour combattre le scorbut ; aussi est-il à désirer que, pour des voyages comme celui de *l'Iphigénie*, pareille délivrance de vivres frais soit faite non-seulement dans les relâches, mais encore au port de départ, soit par l'administration des subsistances, soit par l'hôpital de la marine.

Le jus de citron, délivré réglementairement depuis quelques années aux bâtiments de la flotte, nous a paru présenter les plus grands avantages pendant toute la campagne.

Jusqu'à l'île de la Réunion, il n'a été délivré qu'exceptionnellement, et cependant nous en avons donné à presque tous les condamnés malades, en assez grande quantité pour que la consommation se soit élevée à 180 litres de Toulon à Saint-Denis.

Plus tard, six jours après le départ de Saint-Denis, alors que *l'Iphigénie* allait traverser des parages froids et humides, où la température moyenne a été de + 11° 2 cent., le jus de citron a été délivré tous les jours à l'équipage et à tous les passagers à la dose de 15 grammes, additionné de 45 grammes de sucre et de 115 grammes d'eau.

On a toujours apporté le plus grand soin à faire séjourner les condamnés sur le pont du navire le plus long-temps possible ; ils montaient par bordées, de manière que chaque condamné passait en moyenne près de quatre heures sur le pont.

Le régime disciplinaire auquel les transportés ont été soumis a toujours été excessivement doux , et ne comprenait que les retranchements de vin et la prison. Jamais aucun châtiment corporel n'a été appliqué. Les retranchements, peu nombreux, étaient de courte durée. La peine du cachot a été une seule fois prolongée jusqu'à vingt jours pour une faute très-grave ; et les hommes condamnés au cachot sortaient une heure par jour, deux heures dans les pays chauds, alors que des thermomètres placés dans les prisons indiquaient une température élevée. Cette température a plusieurs fois atteint + 31° dans les parages de l'équateur.

En résumé, les transportés se sont trouvés à bord de *l'Iphigénie* dans les meilleures conditions d'hygiène pour supporter la traversée ; aussi n'avons-nous jamais eu à craindre d'une manière sérieuse aucune épidémie. Les maladies générales ont offert une grande bénignité ; et toutes les affections graves ont été déterminées par des lésions focales profondes existant déjà depuis long-temps, ou se développant chez des sujets affaiblis qui se trouvaient dans des circonstances très-propres à expliquer la gravité du mal, comme nous allons le voir par l'exposé succinct des maladies les plus importantes.

Deux cas de varioloïde, dont le germe a été manifestement puisé au bagne de Toulon, où existait cette maladie lors du départ du convoi, se sont déclarés parmi les condamnés, tout-à-fait au début de la traversée. L'éruption a été confluente et accompagnée de fièvre intense chez l'un de ces malades. Très-légère au contraire chez le second, la maladie a rapidement parcouru ses diverses périodes du 11 au 22 janvier. Ces deux hommes ont été séparés des autres condamnés et soumis à une surveillance spéciale. Le traitement a consisté dans un régime peu sévère, des boissons délayantes, et l'administration d'un purgatif chez le premier malade.

Le scorbut a paru parmi les condamnés après quelques jours de mer, et ne doit pas être attribué uniquement aux influences hygiéniques de l'embarquement.

L'appauvrissement de la constitution existe, en effet, à un degré plus ou moins avancé, chez la plupart des forçats peu de temps après leur arrivée au bagne ; et cet état de débilitation les place dans des conditions tout-à-fait spéciales et toujours très-fâcheuses relativement aux maladies.

Nous lisons dans la note du Conseil de santé de Brest citée plus haut : « Le scorbut règne constamment parmi les condamnés du bagne de Brest. Pendant la belle saison, les salles de l'hôpital ne renferment que peu de scorbutiques ; mais il n'en est pas de même pendant la mauvaise saison, et particulièrement dans les mois de janvier, février, mars et avril, où l'on voit s'accroître d'une manière notable le nombre de ces malades. Celui-ci s'élève alors à 20, 25, 30, dont l'affection est assez grave pour exiger impérieusement l'envoi à l'hôpital. Quelquefois ce nombre s'accroît davantage, et la maladie prend la proportion d'une véritable épidémie, comme en 1847. » L'existence de la même maladie au bagne de Toulon a été manifestement constatée par nous au moment du départ de *l'Iphigénie*. C'est pourquoi nous voudrions, comme nous l'avons dit plus haut, qu'on modifiât, pendant le mois qui précède le départ, la nourriture du bagne au profit des condamnés qui pourront être destinés à l'avenir à la Nouvelle-Calédonie. Alors les condamnés seront placés dans de meilleures conditions pour entreprendre la traversée ; et même, dans ce passage de la vie du bagne à la vie du bord, ils trouveront des avantages sous le rapport de la salubrité, pourvu que le bâtiment soit bien aéré et qu'il n'y ait pas à bord un encombrement trop considérable.

La cause principale des cas de scorbut qui se sont manifestés parmi les transportés, réside donc dans la mauvaise hygiène à laquelle ils sont soumis avant l'embarquement. Les autres causes auxquelles on attribue généralement la maladie (usage prolongé des salaisons, froid, humidité, etc.) n'ont guère fait sentir leur influence à bord. Dans les pays froids et par les mauvais temps qui, nous devons le dire, ont été très-rares pendant cette traversée, les lavages des compartiments n'étaient pas faits à grande eau, et des hommes étaient spécialement chargés d'assécher ces parties du navire aussitôt qu'elles étaient mouillées par l'eau de la mer ; aussi peut-on dire que jamais l'humidité n'a été très-grande dans la batterie.

Une observation curieuse que nous avons faite dans nos inspections sanitaires, c'est que tous les condamnés atteints de scorbut, tous ceux au moins qui avaient un piqueté hémorrhagique ou de l'œdème des membres inférieurs, appartenaient à un seul compartiment, celui de babord.

Si, dans ce voyage de Toulon à la Nouvelle-Calédonie par le Cap de Bonne-Espérance, ce côté du bâtiment a été presque tout le temps le plus exposé aux rayons du soleil, d'autre part, les vents ont soufflé plus fréquemment du même côté, et il en résultait que les sabords étaient fermés plus tôt qu'à tribord. Mais le motif qui nous paraît le plus plausible pour expliquer ce fait, c'est qu'à babord, où il n'y avait que 120 condamnés et même 119 après le débarquement à l'île de la Réunion d'un homme atteint de bronchite chronique à son état le plus grave, se trouvaient réunis presque tous les condamnés difficiles à conduire, tous ceux par conséquent qui ont été le plus souvent retranchés de vin et punis de la peine de la prison. Il y a eu, dans cette répartition des punitions, une différence très-grande; et là, pour nous, est la cause (cause en partie morale, en partie physique) qui peut le mieux expliquer la localisation du scorbut à bord dans un seul compartiment.

Les moyens hygiéniques et thérapeutiques opposés au scorbut ont été très-simples : séjour au grand air sur le pont, vivres d'hôpital, pommes de terre, confitures acidules et fruits, jus de citron et vin de quinquina.

A partir du jour où les cas de scorbut sont devenus plus nombreux, les membres inférieurs et la bouche des condamnés étaient examinés avec soin les jours d'inspection sanitaire, et tout homme reconnu malade recevait, outre la ration ordinaire, 40 ou 50 grammes de jus de citron, du fruit et des pommes de terre jusqu'à guérison complète.

Lors de l'arrivée à Saint-Denis, douze condamnés scorbutiques étaient exempts de service. A l'inspection du 6 mai (trois jours avant la fin de la traversée), il n'y en avait plus qu'un seul, et la guérison était très-avancée.

Relativement aux symptômes, nous avons pu vérifier l'exactitude des observations faites par M. Marcellin Duval à l'hôpital du bagne de Brest, dans une période quinquennale de 1848 à 1852 (1).

Le premier, M. Duval a remarqué que, dans beaucoup de cas, le scorbut se manifestait plutôt par le piqueté hémorrhagique des membres inférieurs que par la gengivite, qui peut très-souvent ne pas exister, même à une période avancée de le maladie

Comme lui, nous avons souvent observé un simple piqueté sur la partie antérieure des jambes, tandis que des ecchymoses existaient dans le creux du jarret et autour des articulations du coude-pied, du genou, où il y avait plutôt induration du tissu cellulaire sous-cutané qu'œdème véritable.

Parmi les accidents graves qui peuvent être rattachés à la maladie, nous citerons un état syncopal qui dura une demi-heure environ, et qui nous rappela deux cas de mort subite observés par nous en Crimée, sur des scorbutiques qui venaient de passer l'hiver de 1855-1856 devant Kinburn. Dans un cas, la mort fut manifestement déterminée par une syncope; l'autopsie nous fit constater, dans l'autre, un œdème considérable de la glotte ou plutôt des replis muqueux aryténo-épiglottiques.

L'hémorrhagie intestinale s'est montrée sur un condamné; des pertes de sang presque pur, très-abondantes, affaiblissaient rapidement le malade; elles furent promptement arrêtées par la limonade sulfurique, le jus de citron pur, et des injections astringentes froides portées très-haut dans le tube intestinal.

Les organes de la respiration et de la circulation ont été le siége des maladies les plus graves.

Le nommé Aubry, âgé de 43 ans, était atteint depuis très-long-temps de bronchite chronique et d'hypertrophie du cœur, au point que l'hématose ne s'accomplissait que d'une manière pénible et très-incomplétement. La maladie a fait de grands progrès pendant la première partie

(1) Observations sur le scorbut à l'hôpital du bagne de Brest, de 1848 à 1852, par M. Marcellin Duval, faisant suite à un mémoire sur le choléra-morbus asiatique qui a régné en 1849 dans cet établissement. Brest, 1853.

du voyage, et s'est compliquée d'ascite : traité à l'hôpital de Saint-Denis du 23 au 31 mars, le malade a été déclaré hors d'état de suivre la destination de *l'Iphigénie*, et maintenu à l'hôpital de la Colonie où il est décédé peu de temps après.

Le nommé Ambrosi, né en Corse et âgé de 18 ans, présentait des symptômes de tuberculisation pulmonaire avancée dès le départ de Toulon; et son embarquement est vraiment regrettable, puisqu'il a été à l'infirmerie des condamnés et aux vivres d'hôpital pendant tout le voyage. A plusieurs reprises, son état est devenu des plus graves. Ainsi, presque immédiatement après le départ de France, il a été atteint de bronchite aiguë avec fièvre intense.

Au mois d'avril, Ambrosi a été pris d'un point de côté très-douloureux à droite, avec toux, crachats rouillés et fièvre; le tartre stibié, employé suivant la méthode Rasorienne, a dissipé ce noyau de pneumonie. Mais à partir de ce moment, la faiblesse a rapidement augmenté; la fièvre, avec exacerbation le soir, et les sueurs nocturnes sont bientôt survenues.

Le 2 mai, enfin, des accès de suffocation répétés et de plus en plus violents se sont terminés le même jour par l'expectoration d'une quantité considérable de pus, véritable vomique à la suite de laquelle le malade a éprouvé un peu de soulagement; mais le lendemain la dyspnée a reparu, et la mort a eu lieu à 11 heures 55 minutes du matin, le 3 mai.

Une pneumonie bien caractérisée s'est déclarée le 7 mars : une saignée de 250 grammes a été pratiquée au début, bien que rarement les émissions sanguines générales soient nettement indiquées chez les condamnés des bagnes; des préparations stibiées pendant les quatre premiers jours, puis des potions à l'ipéca, à la scille, enfin des toniques, amenèrent une guérison complète.

Nous avons eu à traiter trois cas d'hypertrophie du cœur. Dans l'un, l'affection était beaucoup plus avancée; il y avait œdème des extrémités inférieures et ascite. Le nommé Dumas a été traité à l'hôpital de Saint-Denis du 24 au 31 mars, et mis à plusieurs reprises à bord à l'usage de la digitale et des purgatifs; il est mort à l'hôpital de Port-de-France le

19 septembre 1864. C'est encore un de ces hommes qui n'auraient pas dû être envoyés à la Nouvelle-Calédonie, si l'intention qui a présidé à cet envoi des condamnés a été de fournir des travailleurs à cette colonie. Et la même observation est applicable à deux condamnés qui ont offert des troubles manifestes de l'intelligence avant et pendant le voyage, et qu'on s'est contenté de surveiller à bord d'une manière spéciale, sans qu'aucun traitement efficace ait été mis en usage.

Les maladies du tube digestif ont été les plus nombreuses, et consistent en embarras gastriques, diarrhées, et trois cas de dysenterie. Elles doivent être attribuées surtout aux transitions brusques de la température, plus rarement à de grandes quantités d'eau bues par les malades. Pour obvier autant que possible à ce dernier inconvénient, il n'était délivré, chaque jour et à chaque homme, qu'un litre d'eau douce dans les climats chauds et 75 centilitres dans les pays froids. Avec le quart de vin du midi et le jus de citron préparé comme nous l'avons déjà dit, c'était toute la boisson des transportés. Cette quantité d'eau leur était donnée dans les bidons, après les repas de midi et du soir; de cette manière chaque condamné buvait sa ration d'eau, sans pouvoir se gorger de liquide, comme cela n'aurait pas manqué d'arriver si un charnier avait été placé dans chaque compartiment.

Dans les diarrhées les plus légères, il a suffi de mettre les malades aux vivres d'hôpital, ou bien d'appliquer le traitement le plus simple, la décoction d'orge ou de riz unie à quelques centigrammes d'opium. Une dose d'ipéca, donnée au début, quand il y a embarras des premières voies, a l'avantage de diminuer considérablement la durée de ces indispositions. C'est un médicament auquel nous avons eu souvent recours, afin de n'avoir jamais un chiffre trop élevé de malades, qui eût rendu imparfaite l'aération du logement des condamnés.

Cette question de l'aération du navire est capitale et prime toutes les autres, dans un voyage comme celui de *l'Iphigénie*; et tous les sabords doivent être ouverts aussitôt que l'état de la mer le permet. Les courants d'air qui se trouvent établis peuvent produire quelques bronchites et diarrhées; mais c'est là une conséquence bien peu fâcheuse, en comparaison des accidents qui peuvent résulter de la fermeture trop long-temps prolongée des sabords et des panneaux.

La dysenterie, très-bénigne dans deux cas, a été combattue par le sulfate de soude en potions répétées pendant deux ou trois jours; dans le troisième cas, où les évacuations contenaient beaucoup de sang et de mucosités, nous avons employé la racine d'ipéca en macération (méthode Brésilienne). Toujours la guérison a été rapide et durable.

Trois cas d'ictère se sont déclarés quand *l'Iphigénie* est entrée dans les latitudes chaudes: simples tous les trois, ils ont coïncidé avec plusieurs autres manifestations de la même maladie dans l'équipage, ce qui nous amène à dire quelques mots des maladies les plus importantes observées parmi les matelots et les autres passagers pendant cette première traversée.

Voici l'observation du cas d'ictère le plus grave, qui a présenté un moment un caractère de malignité très-prononcé:

Le nommé Battié, maître-charpentier de la frégate, se plaint, le 20 janvier 1864, de douleurs rhumatismales siégeant dans diverses articulations, et qui sont traitées par l'alcoolé de colchique à l'intérieur, à très-petite dose, et des onctions calmantes sur les parties malades. Trois jours après, des douleurs très-vives dans l'abdomen, avec vomissements et diarrhée abondante, furent combattues et bientôt dissipées par les opiacés. Mais le malade restait languissant et très-faible, quand, le 7 février (au voisinage de l'équateur), il fut pris de violentes douleurs dans l'hypochondre droit, de vomissements, de diarrhée, avec ballonnement du ventre et fièvre très-intense; bientôt survint la teinte ictérique, et quelques jours plus tard, la sècheresse de la peau et de la langue, du délire, tous les symptômes d'un état ataxo-adynamique grave.

Le malade fut traité par les boissons nitrées et délayantes, les purgatifs répétés, puis les préparations de quinquina et les toniques. La convalescence s'établit très-lentement, et Battié ne put reprendre son service que le 4 du mois suivant.

A la même époque, l'ictère s'était déclaré chez un sergent d'armes et un militaire passager, mais à l'état de simplicité.

Tous ces cas d'ictère ayant paru simultanément quand le bâtiment est entré dans la zone torride, il nous paraît incontestable que la chaleur ait exercé sur leur développement la plus grande influence. En effet, un des premiers effets des pays chauds sur l'organisme est l'augmentation de la sécrétion biliaire dont le liquide devient plus épais, plus coloré, et agit comme purgatif sur la muqueuse intestinale, produisant ces diarrhées de forme bilieuse si fréquentes dans les Colonies.

Mais comment expliquer cette différence de gravité entre les ictères simples, qui donnent à peine lieu à quelques troubles de la digestion, par suite du défaut de l'action médiate ou immédiate de la bile, et ces ictères se présentant avec tout le cortége formidable des symptômes de la fièvre bilieuse ?

M. le professeur Bouisson (1) invoque, dans ces derniers cas, une action particulière de la bile *plus ou moins altérée,* que cette altération vienne des organes qui la forment ou avec lesquels elle est en rapport, ou bien des maladies des organes qui ont avec le foie une correspondance fonctionnelle (les organes respiratoires ou circulatoires), ou enfin des maladies qui portent sur l'organisme entier (fièvres et altérations du sang). Et M. Bouisson exprime ainsi la génération des actes morbides qui constituent alors une maladie générale : « Il y a impression de l'organisme entier par les causes morbifiques, telles que la *chaleur humide*, les miasmes ; sous l'influence de cette impression, un mouvement fébrile se manifeste et porte spécialement son action sur plusieurs foyers, le cerveau, par exemple, d'où le délire qui en marque le début, et plus particulièrement sur le foie, d'où résulte une sécrétion surabondante de bile altérée dans sa composition et rendue plus stimulante. Cette humeur partiellement résorbée accroît les phénomènes fébriles, produit la teinte ictérique, et donne à la sécrétion urinaire et à quelques autres des caractères nouveaux ; la partie non résorbée est portée dans le duodénum, et de ce viscère vers l'estomac et les intestins, où, suivant l'augmentation

(1) De la bile, de ses variétés physiologiques, de ses altérations morbides. Montpellier, 1843.

plus ou moins grande de son âcreté, elle produit, tantôt une simple irritation, d'autres fois une inflammation véritable dont les effets s'ajoutent à ceux de la maladie primitive. »

Un cas remarquable d'empoisonnement par le tabac a offert des symptômes qui auraient pu être confondus avec les effets du tartre stibié, s'il s'était produit deux ou trois jours plus tôt; et cette incertitude dans le diagnostic peut se présenter surtout à bord des navires, où les matelots font un si grand abus du tabac :

Le nommé Ruello, matelot de troisième classe, âgé de 22 ans, a été affecté de pneumonie et traité par l'émétique à dose modérée (30 et 40 centigr. par 24 heures), pendant cinq jours. Le médicament était suspendu depuis deux jours, quand, au début de la convalescence, le malade est tombé tout-à-coup dans un état d'hyposthénie extrême, avec pâleur de la face, sueurs froides; nausées et état de défaillance continue, faiblesse très-grande du pouls. Nous ne pouvions pas rapporter ces symptômes à l'action du tartre stibié, puisqu'il était suspendu depuis quarante-huit heures; heureusement, nous arrivâmes bientôt à découvrir qu'ils provenaient d'un véritable empoisonnement par du tabac que le malade avait mâché en assez grande quantité dans la journée. La salive, chargée du suc de la plante, avait été avalée; et cette quantité était d'autant plus considérable, que le malade était alité et n'avait pu la rejeter facilement au dehors, à cause du décubitus dorsal, et surtout pour ne pas éveiller l'attention des personnes chargées de le soigner. L'administration immédiate de toniques, bouillon chaud, thé, eau vineuse tiède, ramena promptement la chaleur et ranima les forces. La guérison marcha dès-lors régulièrement.

A l'hôpital de Saint-Denis, un matelot est décédé des suites de pneumonie, et trois malades ont été déclarés hors d'état de rentrer à bord de *l'Iphigénie*.

Le nommé Calvez (Yves-Marie), âgé de 22 ans, était depuis le commencement de la campagne attaché au service du magasin général, et vivait presque continuellement dans une partie du bâtiment très-obscure où l'air se renouvelle très-difficilement. Atteint le 15 mars de pneumonie du côté droit, il n'a pas tardé à présenter tous les symptômes d'un état typhoïque grave, qui a imprimé une marche très-rapide à la maladie. Calvez a offert, dans les derniers moments, tous les signes d'une asphyxie complète.

M. de L..., aspirant de deuxième classe, était affecté, au départ de Toulon, d'une bronchite d'apparence peu grave, quand, le 12 janvier, il est pris de toux plus forte et de point de côté très-douloureux à gauche. La percussion et l'auscultation font reconnaître une pleuro-pneumonie, et, un peu plus tard, un épanchement assez considérable dans la plèvre gauche.

La longue durée des symptômes généraux et même des accès de fièvre rémittente venant vers le soir, nous ont fait penser à la pleurésie purulente; mais la pleurésie purulente ne se résorbe pas. Y avait-il donc, dans ce cas particulier, pleurésie limitée, abcès bien circonscrits par des adhérences? Ces sortes d'abcès, en effet, peuvent être supportés fort long-temps et finissent par disparaître; tandis qu'une véritable purulence interne s'accompagne de fièvre hectique et se termine par la mort, à moins que le pus ne se fasse jour au dehors, soit par la bouche, à travers les bronches; soit par le tube intestinal, à travers la plèvre diaphragmatique; soit, enfin, par les parois de la poitrine, à travers la plèvre costale.

Le second des malades laissés à l'hôpital de Saint-Denis était atteint de bronchite chronique, et son observation offre peu d'intérêt.

Le troisième était atteint d'épilepsie, et voici les traits les plus saillants de la maladie, notés au lit du malade par les deux chirurgiens embarqués en sous-ordre sur *l'Iphigénie*, MM. Tousseux et Rousseau:

Le nommé Gaudeau, distributeur (passager), âgé de 25 ans, a été atteint au collége de Châteaubriand, en 1852, de convulsions épileptiformes à la suite d'une insolation. Depuis cette époque, il a éprouvé les mêmes accidents à trois reprises différentes; mais jamais il n'y a eu perte ou trouble sensible de l'intelligence.

A partir du 8 mars 1864, à bord de *l'Iphigénie*, il a offert de nouveau les mêmes symptômes, mais plus intenses et de plus en plus rapprochés.

Le 16 mars, l'état est devenu tellement grave qu'il y avait danger immédiat pour la vie du malade, et que tous les phénomènes observés ont été notés avec soin dans l'ordre suivant jusqu'au moment où l'on n'a plus eu à craindre l'issue funeste de la maladie.

Le 16 mars 1864 (11 heures du matin), le malade a, coup sur coup, plusieurs attaques d'épilepsie, dans lesquelles la tête est fortement renversée en arrière; mouvements toniques semblables à ceux qu'on observe dans le tétanos, le corps fortement arqué en avant. La face est cyanosée et couverte de sueur; déviation des traits à droite; les pupilles sont dilatées dans l'intervalle des attaques. Le malade pousse des gémissements continuels; la respiration est bruyante et ne se fait qu'avec la plus grande difficulté; salive écumeuse abondante.

La peau est chaude, le pouls très-fréquent; les battements du cœur sont tumultueux.

(Sangsues aux mastoïdes, un quart de lavement avec $0^{gr},08$ d'extrait de belladone; inhalations de chloroforme; sinapismes aux jambes.)

11 *h.* 10 *m.* Autre attaque dans laquelle on observe les mêmes symptômes; la durée est d'environ deux minutes; phénomènes d'asphyxie.

(Saignée du bras, 300 grammes.)

11 *h.* 20 *m.* La saignée (ou plutôt la piqûre de la lancette) détermine une nouvelle attaque: teinte cyanosée de la face; impossibilité presque complète de la déglutition.

11 *h.* 30 *m.* Nouvelle attaque effrayante; mêmes symptômes. On applique plusieurs pointes de feu depuis la nuque jusqu'à la région syncipitale, suivant les indications de M. le docteur Le Breton, qui a obtenu une guérison d'épilepsie par ce moyen en 1848. — A ce moment, les convulsions cloniques et toniques deviennent d'une violence extrême.

11 *h.* 40 *m.* Quelques instants de silence; le malade semble respirer un peu plus librement. Cet état dure peu: le pouls a 176 pulsations; face brûlante; quelques mouvements des bras; la respiration s'embarrasse de nouveau.

(Potion: eau sucrée 60 gramm., émétique 15 centigrammes, à prendre par cuillerées; sinapismes aux cuisses.)

11 h. 50 m. Attaque mal caractérisée: pendant sa durée, qui est de deux minutes environ, la face se cyanose un peu, mais beaucoup moins que dans les accès précédents; on observe de nouveau un commencement d'opisthotonos. Pendant l'accès la pupille se contracte, mais après elle se dilate beaucoup; le malade a, du reste, pris ce matin cinq centigrammes de belladone, et ce médicament était administré depuis plusieurs jours.

Après l'attaque, la respiration est courte, suspirieuse; la peau de la face, du front surtout, est brûlante; le pouls bat 186 fois par minute.

Midi, 45 m. Le malade est tranquille, la déviation de la bouche est moins apparente, les bras font quelques mouvements, mais les autres parties du corps sont en repos. Apparition de taches ecchymotiques très-petites, sorte de piqueté, sur les diverses parties du corps.

1 h. 10 m. L'action de l'émétique se fait sentir; vomissements bilieux peu abondants; calme presque complet; l'expression du visage est presque naturelle; peu de mouvements. Le pouls a diminué de fréquence, il n'atteint pas 100 pulsations.

3 h 20 m. Le malade est parfaitement tranquille; la peau est chaude, couverte de taches ecchymotiques, le pouls toujours fréquent. La face exprime par moments la souffrance; de temps à autre la respiration est gênée.

17 mars, à 2 h. du matin. Pendant toute la soirée, le malade a été calme; peu de sommeil jusqu'à 1 heure du matin; il s'endort jusqu'à 1 h. 50 m., heure à laquelle il est repris d'un nouvel accès aussi fort que ceux d'hier. (3 selles dans la soirée d'hier, à la suite d'un lavement purgatif.)

17 mars, 3 h. du soir. Le malade a été calme toute la journée, il est incliné dans son lit sur le côté gauche; la face présente une hébétude remarquable: ce matin il a pu répondre aux questions qu'on lui adressait, mais il fallait répéter les demandes trois ou quatre fois; les réponses étaient intelligentes, mais le sourire niais. — Vers midi, les muscles de la face se sont contractés comme pour pleurer; un peu d'écume est sortie de la bouche; mais il n'y a pas eu de convulsions, l'attaque a été incomplète. Le malade tient l'avant-bras gauche fléchi et élevé en l'air; la main est fermée, le pouce replié sous les autres doigts; quand on dérange le bras de cette position, il y revient lentement, et ne semble pas conduit par la volonté du malade; le regard est fixe, les paupières ne remuent que rarement; le pouls est un peu plus vite qu'à l'état normal. Bien que le malade soit placé à côté d'un sabord ouvert, la face est couverte de sueur. Il tousse de temps en temps; depuis midi, il n'a pu prononcer une seule parole.

(Huile de croton-tiglium, 2 gouttes.)

18 *mars*, *à* 6 *h du matin*. — Décubitus dorsal; les mouvements volontaires des membres supérieurs sont affaiblis: les membres conservent les différentes positions dans lesquelles ils sont placés.

Les différentes parties de la face présentent de temps en temps des convulsions partielles; mouvements de succion surtout, et salivation très-abondante; la chemise et les draps du malade sont mouillés par la salive qui sort de la bouche en très-grande quantité. Le regard est fixe, hébété; la face couverte de sueur est brûlante; les extrémités inférieures sont froides. Le pouls est irrégulier, avec des alternatives de fréquence et de lenteur. (Calomel 60 centig. en 2 doses.)

19 *mars, au matin*. Le malade a beaucoup parlé toute la nuit, il déraisonne complètement, fait des efforts pour se dégager du lit et veut se lever; son idée fixe est qu'on l'a volé; le visage est couvert de sueur, le pouls fréquent.

A 8 heures du matin, le malade ne veut rien prendre; on est forcé de l'attacher dans son lit pour empêcher ses mouvements furieux.

Le 20 mars, après une nuit assez calme, on observe le matin chez le malade un peu de somnolence; dans la journée, alternatives d'agitation et de tendance au sommeil; la peau est chaude, le pouls développé et fréquent.

A la visite du soir, il y a moins d'agitation; la déglutition qui a été gênée pendant plusieurs jours se fait plus facilement; du bouillon a pu être donné au malade à de nombreuses reprises depuis 24 heures.

Le 21 mars, l'amélioration continue, et le malade est dirigé sur l'hôpital de Saint-Denis, où l'intelligence reste troublée pendant deux jours encore, puis revient peu à peu. Le retour à la santé a été très-prompt, puisque le malade pouvait sortir de l'hôpital pour se promener le 29 mars. Quand il a été conduit à la Nouvelle-Calédonie par la frégate *la Néréide* au mois d'octobre 1864, la santé était parfaite et n'avait plus été troublée depuis le mois de mars par les accidents graves et remarquables que nous venons d'exposer avec beaucoup de détails.

En résumant cette observation, on trouve chez le malade les trois périodes de l'épilepsie : convulsions toniques, convulsions cloniques, stupeur. C'est là aussi un exemple remarquable de l'une des formes les plus curieuses de l'épilepsie, de l'état de mal (*status epilepticus*).

Les attaques de plus en plus rapprochées, et qui ont fini par n'être plus séparées que par des intervalles de quelques minutes, ont donné lieu du côté de l'encéphale à des accidents qui sont bien les effets et non la cause de la maladie.

Dans cette tension extrême des muscles du cou et de la poitrine, il y a eu turgescence sanguine, raptus vers la tête, et production dans les méninges et l'encéphale de ce pointillé hémorrhagique qui était si manifeste dans le tissu cellulaire sous-cutané chez le malade, qu'on aurait pu rattacher ces taches ecchymotiques au typhus, comme M. le docteur Collas, médecin en chef de l'île de la Réunion, en a eu un instant l'idée.

Ces lésions encéphaliques ont été constatées dans plusieurs autopsies par M. Calmeil, et rattachées par lui comme par M. Trousseau aux *effets* de l'épilepsie.

Peut-on considérer comme *cause* de l'épilepsie des lésions analogues de l'encéphale, telles que tumeurs cérébrales cancéreuses, syphilitiques ou tuberculeuses? Nous le pensons; mais alors les accidents produits méritent le nom d'épilepsie symptomatique ; ils ne sont pas bornés aux convulsions épileptiformes, et sont bientôt suivis de paralysie plus ou moins complète du mouvement et de la sensibilité, et de troubles intellectuels.

Au Gabon, en 1860, nous avons observé ces accidents épileptiformes chez M. N***, chirurgien de 3e classe ; et les symptômes constatés témoignèrent manifestement de l'existence de tumeurs syphilitiques, soit à la surface interne du crâne, soit dans la substance même de l'encéphale.

Nous ne pouvons rapporter ici cette observation qui est très-longue ; nous ferons observer seulement qu'il y a eu la plus grande analogie entre les symptômes dans les deux cas ; mais, dans le dernier, les accidents épileptiformes ont été manifestement produits par des tumeurs syphilitiques intra-crâniennes, semblables aux exostoses qui existaient sur plusieurs points de la surface extérieure du crâne.

C'est pendant la relâche de Saint-Denis que le nommé Boussard (Louis), tonnelier, a éprouvé les premiers symptômes de la maladie qui l'a fait renvoyer en France le 1er octobre suivant. Le mal débuta par des accidents tout-à-fait semblables à ceux de la colique sèche. Depuis cette époque, l'attaque ne s'est pas renouvelée ; mais le malade a été bientôt pris d'arthralgie siégeant dans les diverses articulations des membres, et plus tard de paralysie incomplète des muscles extenseurs de la main et du pied. Le liséré gengival existait manifestement ; et la certitude par nous acquise que Boussard conservait depuis long-temps le vin de ses repas dans des boîtes ayant contenu de l'endaubage, nous a fait considérer la maladie comme le résultat d'une intoxication saturnine.

Le danger de ces boîtes d'endaubage employées comme vases alimentaires a aussi été constaté par nous à l'île Nou (Nouvelle-Calédonie) ; par suite de leur usage, beaucoup de condamnés ont éprouvé des symptômes d'entéralgie ; deux même ont été envoyés à l'hôpital de Port-de-France. Toute trace de maladie a disparu aussitôt que, sur notre demande, l'usage des boîtes à endaubage a été interdit.

En terminant cette première partie, nous citerons les cas les plus intéressants de pathologie externe, et d'abord une chute à la mer qui a eu lieu lorsque la frégate avait une vitesse de sept nœuds, et qui a eu les suites les plus heureuses.

Le nommé Dufour, gabier, était placé sur l'extrémité tribord de la vergue du petit hunier, quand un fort mouvement de roulis l'a précipité à la mer ; il n'y a pas eu la moindre commotion immédiate, puisque Dufour a pu atteindre de suite le traînard de tribord, et là attendre qu'on vînt lui porter assistance pour remonter à bord. Exempté de service du 4 au 11 mars, il n'a éprouvé, dans les premiers jours qui ont suivi l'accident, qu'un léger brisement de toutes les parties du corps, avec douleur plus vive dans l'épaule droite, qui, la première, avait dû frapper la mer dans la chute.

Plusieurs entorses ont été traitées à bord, tant dans l'équipage que parmi les passagers; toutes siégeaient à l'articulation tibio-tarsienne, et l'une d'elles était compliquée de fracture du péroné. Chez tous ces blessés, la guérison a été complète et durable; et toujours nous avons employé le bandage dextriné dès que les symptômes inflammatoires étaient dissipés par l'application des anti-phlogistiques et des résolutifs.

Un érysipèle phlegmoneux très-grave s'est développé, au mois d'avril, sur un militaire passager, dans les circonstances suivantes :

Le nommé Lainé a été atteint, le 24 avril 1864, de plaie contuse à la cuisse droite (à 4 centimètres environ au-dessus de la rotule) par l'extrémité en cuivre dite *cuiller* de l'instrument destiné à décharger les canons. Le blessé a été immédiatement couché à l'hôpital du bord, et pansé avec un linge fenêtré cératé et de la charpie; trois jours plus tard est survenu l'érysipèle, qui s'est étendu rapidement à tout le membre et a progressivement envahi le tronc jusqu'au niveau du mamelon droit.

Nous avons eu recours à un mode de traitement qui avait réussi quelques jours auparavant contre un érysipèle de la face très-tenace, et qui est indiqué et recommandé par M. Trousseau, dans la *Clinique médicale* de l'Hôtel-Dieu de Paris : nous voulons parler des lotions faites avec un pinceau sur les parties malades et même au-delà sur les tissus sains environnants, avec une solution de camphre et de tannin dans l'éther. La résolution était complète au bout de huit jours; et la plaie de la cuisse commençait à se cicatriser quand le malade a été dirigé, le 10 mai, sur l'hôpital de Port-de-France.

Le même jour, un autre militaire a été envoyé à l'hôpital de Port-de-France. Le nommé Naudin (Victor), caporal de deuxième classe à la 6e compagnie d'infanterie de marine, s'est présenté, le 7 mai, à la visite du matin, étant atteint de gonflement assez considérable du genou droit, avec chaleur et rougeur. Tout indiquait un phlegmon simple du genou; mais Naudin avait oublié de faire mention d'une chute qu'il avait faite dans la nuit du 3 au 4 mai, lorsqu'il était de quart sur le pont de la frégate : dès-lors la maladie n'était plus aussi simple et devenait une arthrite traumatique de la plus haute gravité.

En effet, le malade a été traité à bord du 7 au 10 mai, et, à cette dernière date, dirigé sur l'hôpital de Port-de-France. Le 12 juillet suivant, cette blessure nécessitait l'amputation de la cuisse, après laquelle nous avons constaté une destruction très-avancée des cartilages d'encroûtement, avec dénudation et inflammation des extrémités contiguës du fémur et du tibia. Naudin est mort un mois environ après l'opération, épuisé par la suppuration.

II.

Séjour à la Nouvelle-Calédonie.

Lorsque *l'Iphigénie* est arrivée à Port-de-France le 9 mai, l'emplacement du pénitencier n'était pas encore définitivement arrêté ; ce n'est que le 16 mai que la frégate s'est rendue au mouillage de l'île *Nou* ou *Dubouzét*, devant le lieu choisi pour l'établissement à terre des condamnés.

Les travaux, inaugurés le 28 mai, permirent de loger à terre, le 11 juillet suivant, la garde d'infanterie de marine, la plupart des surveillants et 140 transportés.

A partir de ce moment, la visite journalière des condamnés malades fut faite, à terre, par un médecin du service colonial qui dirigeait sur la frégate *l'Iphigénie* les transportés offrant des affections de quelque gravité ou ayant besoin d'être alités. D'un autre côté, la frégate pouvait expédier les plus malades à l'hôpital de Port-de-France, où une salle de quatre lits avait été disposée pour les recevoir. Quatorze de ces malades ont été traités à l'hôpital de terre jusqu'au 10 novembre ; deux y sont morts : l'un, signalé plus haut (Dumas), d'hypertrophie du cœur ; le second est mort de fièvre typhoïde.

Le 30 septembre, tous les condamnés furent enfin logés à terre ; et, le 10 novembre, *l'Iphigénie* revenait au mouillage de Port-de-France.

Nous n'entrerons pas dans le détail des maladies observées dans le personnel du pénitencier. La plupart de ces maladies ont présenté, avec celles observées dans l'équipage, la plus grande analogie, analogie de causes surtout, puisqu'elles étaient toutes sous la dépendance plus ou moins directe des influences climatériques de la Nouvelle-Calédonie; et ce que nous allons dire des maladies propres à ce pays leur sera parfaitement applicable.

Le séjour continuel de *l'Iphigénie* à Port-de-France, le service spécial auquel elle a été affectée ne nous ayant permis de visiter que les environs du chef-lieu, nous ne pouvons présenter que de courtes observations sur l'état actuel de la Nouvelle-Calédonie. L'étude du pays a, du reste, été faite depuis long-temps par MM. Pénard, Lacroix, De Rochas, Vieillard et Deplanche, et par plusieurs autres de nos collègues, soit dans des thèses ou des mémoires spéciaux, soit dans des rapports de fin de campagne.

La Nouvelle-Calédonie, qui est devenue possession française en 1853, est située, d'une part, entre 20° 11′ et 22° 24′ de latitude Sud; d'autre part, entre 161° 39′ et 164° 33′ de longitude Est. Elle a 207 milles de longueur et 30 milles en moyenne de largeur. Obliquement dirigée du N. O. au S. E., elle est parcourue dans le même sens par une chaîne de montagnes qui offre des sommets élevés de 800, 1000 et 1200 mètres; elle est entourée incomplètement de récifs madréporiques, qui, à la hauteur de Port-de France, sont éloignés de l'île de 8 milles environ.

Le point sur lequel est placé notre établissement principal est sur la côte ouest, et a été choisi à cause de la rade qui offre un très-bon mouillage aux navires de toutes dimensions; il est parfaitement abrité et d'un accès facile, aujourd'hui surtout qu'un phare a été placé auprès de la passe de Boulari.

Voici la description de Port-de-France faite par M. le chirurgien-major de *la Sarcelle*, au commencement de l'occupation française (1):

(1) Relation médicale de la campagne de *la Sarcelle* (1853-56), par M. Ramonet, chirurgien de 2e classe de la marine.

« Quand on l'examine du Sémaphore, l'établissement de Port-de-France se présente entouré, dans une assez grande étendue, par un marais, en partie couvert de palétuviers, inondé à marée haute dans certains points, et présentant dans les autres de grandes flaques d'eau et de vase. Les vents de S.-E. qui soufflent presque constamment sur Port-de-France, avant d'y arriver passent sur le marais, et doivent se charger de miasmes paludéens.

» On s'attendait donc d'abord à trouver, soit des fièvres pernicieuses, soit au moins des fièvres intermittentes simples; il n'en est rien cependant jusqu'à ce jour. A peine a-t-on observé à terre trois ou quatre cas de fièvre intermittente, si légers qu'ils pourraient être aussi bien regardés comme sous l'influence d'un simple embarras gastrique.

» En résumé, malgré la position défavorable que paraît avoir Port-de-France, et les affections dont nous venons de parler, la mortalité a été minime; et le seul reppoche qui puisse lui être adressé actuellement, c'est le manque d'eau douce ou au moins d'eau de bonne qualité.

» Une question difficile à résoudre est celle-ci : Le voisinage de ce marais, aujourd'hui tranquille, sera-t-il aussi inoffensif du jour où l'on exécutera des travaux et dessus et dans les environs? Il est au moins permis d'en douter. »

Cette description est encore aujourd'hui parfaitement exacte, et la présence du marais, où les travaux ne marchent qu'avec la plus grande lenteur, ne permet point de résoudre la question posée ci-dessus. Depuis cette époque cependant, tous les observateurs sont d'accord pour signaler la rareté des affections palustres. Une petite épidémie de fièvre typhoïde, observée en 1861 par M. Proust, chef du service de santé, est moins attribuée par ce médecin au sol et aux travaux de terrassement opérés dans Port-de-France, qu'à l'influence de l'hivernage, pendant lequel de jeunes soldats, nouvellement entrés dans l'infanterie de marine, sont arrivés à la Nouvelle-Calédonie.

L'innocuité de ce marais trouve-t-elle son explication dans le manque d'eau douce courante, qui vienne s'y déverser? Et les fièvres intermittentes sont-elles produites surtout par les marais où l'on trouve un mélange d'eau de mer et d'eau douce, ainsi que le veut M. Bouchardat? Mais, à la côte occidentale d'Afrique, des marais en tout semblables en apparence à celui de Port-de-France constituent toujours un danger des plus graves pour tout individu qui les fréquente; et, d'un autre côté, les marais ne sont pas rares en Nouvelle Caledonie où l'on trouve réunies l'eau douce et l'eau de mer, par exemple, dans les plaines de N'Dumbéa et de Païta; cependant des Européens peuvent les parcourir chaque jour, quelques-uns même s'y livrer à la culture de la terre, sans contracter la fièvre intermittente. Nous ne voudrions pas dire que ces Européens y séjournent impunément; car, après un temps plus ou moins long, ils prennent une teinte plombée, terreuse, de la peau, une apparence anémique qui prouve l'action débilitante de la Nouvelle-Calédonie aussi bien que de tous les pays chauds, et cette action se fait sentir surtout dans les points que nous venons de désigner, parce que le très-petit nombre et le peu de fortune des colons qui y sont fixés, ne leur permettent point de recourir à une alimentation suffisamment fortifiante pour résister au climat.

Port-de-France est toujours très-pauvre en eaux potables, et il est à regretter que l'éloignement de la rivière *N'Dumbéa* ne permette pas d'amener ses eaux ou celles de la rivière qui passe au *Pont-des-Français*, à travers la presqu'île dont elles pourraient faire disparaître l'aridité, au moins en partie.

Les bâtiments en rade souffrent moins que les habitants de la ville de la rareté de l'eau douce de bonne qualité; et *l'Iphigénie* a toujours pu se procurer de bonne eau, soit à l'île Nou, à l'aiguade du penitencier, soit à l'aiguade de la baie de l'Orphelinat (baie des pêcheurs), où quelques travaux de peu d'importance pourraient facilement rendre l'eau plus belle et plus abondante.

Deux saisons existent en Nouvelle-Calédonie, mais elles sont beaucoup moins tranchées que dans les autres pays chauds. *L'hivernage*, ou saison des chaleurs, des pluies, dure de novembre en avril, et est surtout caractérisé par une chaleur plus élevée : à bord de *l'Iphigénie*, la température moyenne a été de 24° en novembre, 25° en décembre, 26° en janvier, la température maximum de 27°, 30°, 29°; la température minimum de 22°, 23°, 24°, dans les mêmes mois.

Les calmes et les orages sont beaucoup moins fréquents et moins prolongés que dans tous les pays chauds que nous avons visités : un ouragan d'une grande violence s'est manifesté à Port-de-France dans le mois de mars 1865. — Dans la saison *sèche* ou *fraîche*, la moyenne du thermomètre a été, sur *l'Iphigénie*, de 22°, de 21°.2, de 21°; le maximum 27°, 28°, 25°, le minimum 15°.5, 18°, 19° : c'est dans cette saison surtout que souffle régulièrement le vent d'E. S. E. Ce qu'il y a de remarquable dans les observations thermométriques, c'est que les variations saisonnières et nycthémérales du thermomètre sont peu prononcées; et, nous le répétons, il n'y a point de transition brusque d'une saison à l'autre.

La salubrité de la Nouvelle-Calédonie a été constatée par tous les observateurs ; et si la mortalité nous a paru un peu plus élevée qu'à l'époque où M. de Rochas établissait qu'elle était de 0,75 pour 100 du 15 août 1856 au 15 août 1857, et de 1,53 pour 100 du 15 août 1857 au 15 août 1858, elle est encore aujourd'hui inferieure à celle des garnisons de France.

Les Néo-Calédoniens appartiennent à la race nègre océanienne ; le type est beaucoup plus beau chez l'homme que chez la femme, ce qu'il faut attribuer en grande partie à l'état d'infériorité dans lequel celle-ci est placée. C'est à la femme qu'incombent tous les travaux, même la culture de la terre, qui ne fournit guère aux naturels que le taro, l'igname, la patate douce ; tandis que de belles et vastes vallées pourraient donner, par une culture bien entendue, la canne à sucre, le caféier, le cotonnier, etc.

Peu de maladies sont propres aux indigènes ; nous n'avons observé aucun cas d'*éléphantiasis des Arabes*, ni de *tonga*, maladie cutanée qui paraît être une manifestation consécutive de la syphilis. La syphilis ellemême nous a paru rare à Port-de France : les cas peu nombreux que nous avons traités dans l'équipage provenaient d'autres pays, de Sydney surtout ; un seul avait été contracté par un passager avant son départ de Port-de-France.

Les maladies les plus communes chez les Kanaks sont la bronchite et la phthisie, les engorgements scrofuleux, le rhumatisme. D'une très grande insouciance à l'égard des deux premières maladies, ils traitent la dernière le plus souvent par des scarifications pratiquées avec un morceau de verre. Plusieurs fois nous avons vu les indigènes employer l'eau de mer à cause de son action purgative.

Examinons maintenant quelle a été l'influence du climat de la Nouvelle-Calédonie sur la nature et la marche des maladies principales observées à bord de *l'Iphigénie*, dont l'équipage a été soumis à des mutations continuelles, soit qu'un plus ou moins grand nombre de nos hommes aient été embarqués sur les différents navires de la station, ou incorporés dans la colonne expéditionnaire de Lifou; soit qu'ils aient été occupés à des travaux étrangers au service du bord, comme le nivellement du cimetière de Port-de-France.

Ces travaux, dans la plupart de nos Colonies, n'auraient pas manqué d'exercer l'action la plus fâcheuse sur la santé des hommes; le nivellement du cimetière surtout, pouvait être très-dangereux parce qu'il était exécuté en pleine saison d'hivernage (dans les mois de décembre et de janvier), et qu'en moyenne 29 hommes de *l'Iphigénie* ont travaillé pendant près d'un mois dans un endroit complètement à découvert, exposés à l'ardeur du soleil. Tout cela n'a servi qu'à confirmer une fois de plus la parfaite salubrité de la Nouvelle-Calédonie. Quelles sont, en effet, les maladies nées de ces conditions exceptionnelles imposées à notre équipage?

Il n'y a pas eu de fièvres paludéennes; pas un seul cas de fièvre intermittente dont l'origine puisse être attribuée d'une manière certaine au climat de la Nouvelle-Calédonie. Un matelot de première classe, le nommé Riou (Jean), le seul des vingt-cinq hommes restés à Lifou du 19 juin au 30 août 1864 qui ait été dirigé sur l'hôpital de Port-de-France, a été traité dans cet établissement pour une fièvre intermittente; mais deux années auparavant, Riou avait fait partie de la colonne expéditionnaire du Fouta dans le Sénégal, et, d'un autre côté, l'impaludation a été bien peu profonde, puisque, depuis le mois de juillet 1864 jusqu'à la fin de la campagne, il n'y a eu aucune autre manifestation de la maladie.

De même, les rares accès de fièvre traités à bord de la frégate avaient été contractés antérieurement, soit à la côte occidentale d'Afrique, soit en Cochinchine. Chez ces malades il y a eu des récidives, aussi bien à la mer qu'à la Nouvelle-Calédonie; et cette ténacité, cette tendance aux récidives constituent un des principaux caractères des fièvres palustres contractées dans nos Colonies. Ajoutons que les influences climatériques de la Nouvelle-Calédonie (transitions de température, action du soleil, des pluies), qui ont été suffisantes pour déterminer ces récidives, n'ont engendré aucun accès pernicieux, bien que nos matelots aient été trop souvent exposés à la plupart des causes les plus propres à les faire naître.

Deux dysenteries se sont déclarées parmi les matelots employés au travail du cimetière; mais, ainsi que neuf autres qui toutes ont été traitées à l'hôpital du bord, elles ont été d'une grande bénignité. Une seule fois, chez un matelot de première classe, patron d'une baleinière qui faisait de fréquentes excursions dans la rivière N'Dumbéa, il y a eu une rechute au septième jour du traitement. Dans ce cas, nous avons employé l'ipéca et le calomel, dernier médicament qui doit être administré, suivant M. le docteur Pecholier, quand en même temps qu'existe l'indication des évacuants, il y a de l'éréthisme sanguin et de l'irritation du tube intestinal. Tous les autres malades ont été rapidement guéris, après deux ou trois jours de l'usage du sulfate de soude en potion, ou du nitrate d'argent sous la forme pilulaire.

Il n'y a jamais eu de ces récidives ou de ces passages de la maladie à l'état chronique qu'on observe si fréquemment dans d'autres pays chauds, à la côte d'Afrique, aux Antilles, et qui marchent si rapidement, soit vers une terminaison funeste, soit vers un affaiblissement extrême du malade qui nécessite un prompt changement de climat.

En résumé, nous avons rencontré à la Nouvelle-Calédonie la dysenterie légère et de moyenne intensité; jamais cette dysenterie grave, gangréneuse, signalée par M. Dutroulau, non plus que les complications de l'élément paludéen ou de l'hépatite.

Cette dernière affection est très-rare à la Nouvelle-Calédonie, et nous ne l'avons nous-même jamais observée.

L'Iphigénie a ramené en France un sergent d'infanterie de marine profondément débilité par suite d'un long séjour à Lifou et à l'hôpital de Port-de-France. Convalescent de dysenterie à son arrivée à bord, il avait peu de temps auparavant, et pendant qu'il était en traitement à l'hôpital de terre, rejeté par les bronches une grande quantité de pus qui paraissait provenir d'un abcès du foie.

L'embarras gastrique et la diarrhée sont les affections les plus communes inscrites sur le tableau nosologique de *l'Iphigénie*. La seule diarrhée qui ait exigé un long traitement pourrait être rattachée à la forme sudorale admise par M. Trousseau ; elle a été combattue, du 12 octobre au 18 décembre 1864, par les médicaments substitutifs, sulfate de soude, nitrate d'argent, puis par le sous-nitrate de bismuth, l'extrait de ratanhia, etc. Il nous a fallu recourir aux bains froids pour obtenir une guérison complète et durable.

Nous avons parlé d'une épidémie de fièvre typhoïde qui a sévi sur de jeunes soldats récemment arrivés à la Nouvelle-Calédonie pendant l'hivernage. Il n'est pas rare de voir des cas isolés de cette maladie en traitement à l'hôpital de Port-de-France ; et, à bord de *l'Iphigénie*, un matelot de troisième classe, nommé Kerjean, en a été atteint peu de jours avant le départ pour France. Ce matelot, âgé de 24 ans, avait eu antérieurement plusieurs hémoptysies ; atteint de fièvre typhoïde le 31 mars 1865, il entrait en convalescence le 20 avril, quand à ce moment il a présenté des symptômes de bronchite capillaire qui ne se sont dissipés que très-lentement et ont nécessité son maintien à l'hôpital du bord jusqu'à l'arrivée au port de Brest.

Une autre affection très-tenace et qui nous a inspiré quelquefois la plus grande inquiétude, c'est un emphysème pulmonaire survenu dans les circonstances suivantes :

Après l'établissement du pénitencier à l'île Nou, *l'Iphigénie* reçut la mission de prendre à bord la plus grande partie des pièces en fonte d'un phare qui a été placé sur l'îlot Amède, île de sable et de coraux, situé à 11 milles dans le S. E. de Port-de-France, sans que l'on tînt aucun compte de l'encombrement extrême que la mise à bord de ce phare devait occasionner et a occasionné, en effet, pendant quarante-neuf jours. L'opération très-pénible du chargement et du déchargement s'est faite sans autre accident que l'emphysème pulmonaire en question. Le nommé Foll, quartier-maître de manœuvre, chef de la cale, était atteint depuis quelques jours de catarrhe bronchique, lorsque, par l'action répétée des efforts violents exercés par le malade pour soulever et manier ces lourdes pièces en fonte, cette affection simple et qui paraissait sans gravité s'est compliquée de dilatation brusque des vésicules pulmonaires. A partir de ce moment (10 janvier 1865), Foll a présenté tous les signes stéthoscopiques de l'emphysème vésiculaire, et a été pris jusqu'à notre arrivée à Brest, c'est-à-dire pendant huit mois, de fréquents accès d'oppression, ayant avec l'asthme nerveux et essentiel la plus grande ressemblance. Ces attaques, qui venaient quelquefois sans cause apparente ou bien sous l'influence d'un simple refroidissement, d'une recrudescence de la bronchite, offraient une grande intensité pendant quelques jours, surtout la nuit et durant trois ou quatre heures. Mais la rémission des symptômes était ici moins complète que dans l'asthme nerveux; de la dyspnée, de la toux, aussitôt que le malade voulait sortir de l'hôpital, l'ont condamné à un repos absolu pendant ces huit mois.

N'y a-t-il pas eu ici emphysème pulmonaire primitif, dont la formation nous est suffisamment expliquée par le mécanisme de l'effort? Dans cet acte physiologique, en effet, après une forte inspiration, la glotte se ferme, et l'air, emprisonné dans les tuyaux bronchiques et les vésicules pulmonaires, lutte contre l'élasticité de ces parties et la contraction plus ou moins violente des muscles expirateurs; et, lorsque cette contraction est trop violente ou que la pression est trop long-temps soutenue, trop long-temps et énergiquement répétée, lorsque la résistance opposée par les obstacles qui empêchent la libre sortie de l'air contenu dans la poitrine est trop grande, alors les vésicules pulmonaires sont dilatées, agrandies, et l'emphysème vésiculaire se produit. Quelquefois même les vésicules se déchirent et il se fait un emphysème interlobulaire.

Le cas particulier qui nous occupe tendrait donc à prouver que l'emphysème pulmonaire peut être quelquefois la cause et non l'effet de l'asthme, et viendrait à l'appui des idées de Louis et Rostan.

Dans ce cas aussi, nous n'avons retiré aucun bénéfice des anti-spasmodiques; les incisifs et expectorants, l'ipéca et les antimoniaux ont seuls été de quelque avantage, encore ces médicaments s'adressaient-ils surtout au catarrhe bronchique.

Pendant le séjour de *l'Iphigénie* à la Nouvelle-Calédonie, vingt-six hommes du bord ont été traités à l'hôpital de Port-de-France. Parmi ces malades, deux sont morts, huit ont été présentés au Conseil de santé de la Colonie, et embarqués le 1er octobre 1864 sur la frégate *la Néréide* pour être rapatriés. De ces derniers, deux étaient atteints d'aliénation mentale, un d'arthralgie saturnine (cas déjà cité), trois d'anémie, un de phthisie pulmonaire, un enfin de bronchite chronique.

L'un des cas d'anémie était manifestement d'origine paludéenne; mais les premiers accès de fièvre intermittente remontaient au voyage de la frégate au Sénégal (dans le commencement de l'année 1863); les autres doivent plutôt être attribués à la nature des professions auxquelles se livraient habituellement les malades. C'est ainsi que le nommé Jean (Gabriel), matelot de deuxième classe, était depuis très-long-temps attaché au service de la cuisine distillatoire.

La phthisie pulmonaire a été remarquable par sa marche rapide. Jusqu'au mois de juin 1864, en effet, le nommé Cariou (Pierre-Marie), matelot de troisième classe, avait été rarement traité à l'infirmerie du bord pour des bronchites d'apparence légère. En juin, et pendant qu'il était chargé de la surveillance d'un jardin situé sur l'île Nou, il a été pris d'hémoptysie peu abondante et traité à l'hôpital de Port-de-France (du 30 juin au 8 août 1864).

Un mois après la rentrée du malade à bord, le 13 septembre, le sang a reparu dans les crachats, et cette hémoptysie était à peine arrêtée que Cariou a été atteint d'épistaxis très-abondantes; l'une d'elles a duré près de trois heures, et n'a cédé qu'au tamponnement. Ce malade est mort peu de temps après son départ sur la frégate *la Néréide*.

Ce cas particulier, et beaucoup d'autres que nous avons observés lorsque nous étions médecin-major de *la Caravane* au Gabon (1859-61), nous font considérer comme très-fondée l'opinion que les pays chauds impriment une action défavorable à la marche de la phthisie pulmonaire. Toutes les fois que l'auscultation et la percussion ont bien établi l'existence de tubercules dans les poumons, l'habitation des pays chauds nous paraît très-périlleuse. Qu'y a-t-il à craindre, en effet, dans l'état de phthisie confirmée? L'apparition de la fièvre, de cette fièvre avec sécheresse de la peau d'abord, puis moiteur, qui constitue la phthisie réelle, la consomption. Eh bien! l'état fréquent de malaise, d'éréthisme, causé par une forte chaleur, et dans les pays à fièvre intermittente, comme le Gabon, les accès de fièvre eux-mêmes nous paraissent très-propres à hâter l'apparition de la fièvre hectique. Nous nous rappelons encore aujourd'hui ce fait d'un Père missionnaire, atteint de tuberculisation pulmonaire peu avancée, et qui vint au Gabon chercher un adoucissement à son mal, sur les conseils de deux célèbres médecins de Paris, MM. Cruveilhier et Gendrin. A peine arrivé au Gabon, au milieu de l'hivernage, le Père Noyon fut pris d'une hémoptysie des plus graves, et traité à bord de *la Caravane* du 14 au 23 février 1860. Après la cessation de l'hémorrhagie, nous proposâmes le renvoi immédiat du malade en France; mais l'évolution des tubercules a été si rapide, que le Père Noyon est mort pendant la relâche de Cayenne, à bord du bâtiment-hôpital qui le ramenait en France.

Deux hommes de *l'Iphigénie*, avons-nous dit, sont morts à l'hôpital de Port-de-France : ce sont les nommés Lemaoût et Leroux.

Lemaoût (Jean-Noël), âgé de 29 ans, matelot-charpentier de première classe, était embarqué en subsistance sur le transport à voiles *la Bonite*. Le 30 juillet 1864, pendant que Lemaoût travaillait sur le pont de ce navire, un matelot de *la Bonite* est tombé de la mâture, et l'a atteint directement à la tête et à la région dorsale.

Transporté immédiatement à l'hôpital de Port-de-France, Lemaoût est mort le 1er août, des suites de commotion cérébro spinale, tandis que le matelot de *la Bonite* n'a eu que des contusions insignifiantes.

Leroux (Jean-Marie), matelot de troisième classe, âgé de 23 ans, a été atteint de pneumonie du côté droit le 4 juillet 1864. Dirigé le même jour sur l'hôpital de Port-de-France, il y est décédé le 4 septembre suivant.

Dès le début de la maladie, l'état général indiquait une altération profonde de l'économie, et à l'hôpital le malade a bientôt présenté des symptômes d'adynamie qui ressemblaient moins à ceux d'un état typhoïque qu'à un scorbut grave, avec suffusions séreuses générales et piqueté hémorrhagique des membres inférieurs. N'y a-t-il pas là indication manifeste des anti-scorbutiques, suc de cresson, de citron, fruits de toutes sortes? Aidés d'une alimentation fortifiante, ils auraient une plus grande puissance curative que tous les autres médicaments, que le quinquina lui-même.

Cette manifestation du scorbut n'est pas la seule qui se soit montrée pendant notre séjour à la Nouvelle-Calédonie, et l'un des cas les mieux caractérisés de toute la campagne a été observé sur un matelot de troisième classe, Rolland, du 15 au 29 janvier 1865. Et pourtant, la nourriture de l'équipage a toujours été saine depuis huit mois que la frégate était au mouillage : farine et biscuit étaient de bonne qualité; cinq repas de viande ont été délivrés par semaine. De plus, l'équipage mangeait fréquemment du poisson pris à la seine; et jamais il n'y a eu à bord une seule indisposition qui pût être attribuée aux propriétés vénéneuses du poisson.

Nous étions instruit par les tristes exemples du *Catinat* et du *Styx* des effets toxiques, surtout à l'époque du frai, de la mélette ou sardine vénéneuse et du tétrodon, de l'action plus ou moins nuisible du diodon, du lethrinus, du sparus erythrinus; et tout poisson dont les bonnes qualités alimentaires n'étaient pas parfaitement reconnues, qui n'était pas parfaitement frais ou qui portait des œufs, était prohibé à bord.

Quelques autres hommes chez lesquels l'invasion du scorbut était à craindre, ont pu se procurer à terre des laitrons qui croissent en assez grande abondance dans les environs montueux de Port-de-France; et ces laitrons ont surtout été d'un grand secours aux malades du pénitencier.

Là, malheureusement, se bornent presque tous les légumes qui ont paru à bord. L'agriculture et même le jardinage sont choses peu communes à Port-de-France, malgré l'établissement d'une ferme-modèle qui n'a jamais pu, pas plus que le marché public qui n'existe que de nom, fournir à *l'Iphigénie* les légumes accordés à l'équipage par les réglements de la marine.

Une excellente relâche qui a fait disparaître jusqu'au milieu de la traversée de retour toute trace de scorbut, est celle de Sydney (Australie), où la fregate a séjourné du 11 fevrier au 16 mars 1865. Situé par 33° 51' de latitude Sud, le port de Sydney réunit les avantages des climats chauds et des pays tempérés: c'est ainsi que cette partie de l'Australie nous a offert en fevrier et en mars en même temps que des oranges, citrons, bananes, de très-beaux raisins, des pêches, des poires, pommes, et une grande quantité de légumes. La viande est d'excellente qualité et d'un prix peu élevé (0 fr. 65 le kilogr. de bœuf), ce qui a permis de délivrer un repas et demi de viande fraîche par jour à l'équipage, pendant tout le temps de la relâche. A Sydney, la fregate a completé ses vivres de campagne, biscuit, farine, légumes secs, etc.: tous ces vivres ont été jugés très-bons par la Commission chargée de les examiner.

Pendant ce temps, enfin, l'équipage a pu se reposer et prendre quelques distractions: aussi le chiffre des malades a-t-il été moins élevé qu'à tout autre moment de la campagne, et aucune maladie grave ne s'est déclarée à bord.

Sydney possède un vaste hôpital où peuvent être envoyés les malades des navires français qui s'y trouvent en relâche: cet établissement est situé dans la rue Macquarie, dans une position très-salubre, près de vastes terrains qui servent de promenade publique (le Domaine).

Les deux sexes, tous les âges et toutes les maladies y sont traités dans des salles séparées, peu spacieuses, mais parfaitement aérées, et donnant accès sur de vastes galeries qui servent à la promenade des malades. Nous avons été frappé, dans cette visite, du grand nombre et de la gravité des ophthalmies qui sont produites le plus souvent par la réverbération du soleil sur les terrains sablonneux qui abondent dans beaucoup de parties de l'Australie.

Une maladie très-commune aussi, c'est l'aliénation mentale, dont on trouve la cause principale dans la vie aventureuse de beaucoup de personnes en Australie, et dans les excès de toutes sortes, de boissons spiritueuses surtout.

On trouve plusieurs établissements d'aliénés dans les environs de Sydney, qui possède aussi un beau musée d'histoire naturelle et un jardin botanique parfaitement entretenu.

Après avoir séjourné à Sydney pendant trente-cinq jours, au milieu de parfaites conditions hygiéniques et sanitaires, *l'Iphigénie* quittait ce port le 16 mars; et, après une traversée qui n'a rien offert de remarquable au point de vue médical, elle revenait au mouillage de Port-de-France le 26 mars 1865, pour prendre ses dernières dispositions de départ et rentrer en France.

III.

Traversée de la Nouvelle-Calédonie à Brest.

Du 1er au 5 avril 1865, *l'Iphigénie* a reçu 206 passagers, savoir: 167 passagers militaires, 25 passagers civils, et 14 malades renvoyés en France sur la proposition du Conseil de santé de la Colonie.

L'effectif total à bord de la frégate était de 444 hommes, quand elle a quitté Port-de-France, le 5 avril.

Après avoir mis un mois environ à doubler la pointe Nord de la Nouvelle-Zelande, *l'Iphigénie* a rapidement descendu dans le Sud, et, après une navigation très-pénible pour franchir le cap Horn, elle mouillait le 23 juin à Rio-Janeiro, où elle a reçu huit nouveaux passagers, parmi lesquels trois malades.

La frégate arrivait à Rio-Janeiro au milieu de la belle saison, et n'avait rien à craindre de la fièvre jaune qui y règne souvent à l'état épidémique pendant la saison d'hivernage (d'octobre en avril).

Six malades passagers ont été traités à l'hôpital de la Miséricorde, du 24 juin au 7 juillet. Cet établissement est placé près de l'École de médecine où 300 élèves environ suivent les cours, et appartient à une société particulière ; le service hospitalier y est dirigé par des Sœurs de charité françaises. Situé sur le bord de la rade, il est exposé à la brise du large et offre à l'intérieur un luxe et un confortable qu'on trouve rarement dans nos hôpitaux de France.

Rio-Janeiro possède aussi un hôpital d'aliénés, placé près de Bota-Fogo. Sa position isolée sur le bord de la rade, ses dimensions très-vastes, rendent cet établissement très-remarquable.

Cette relâche de Rio-Janeiro a fait cesser d'une manière absolue un commencement de scorbut qui s'était manifesté à bord par suite d'une navigation de 80 jours, durant la plus grande partie de laquelle l'humidité jointe au froid a placé l'équipage dans les conditions qui sont le plus souvent invoquées pour expliquer le développement de la maladie. Au même moment, plusieurs cas d'héméralopie ont été constatés dans l'équipage, et nous fourniraient l'occasion, si nous ne voulions abréger l'étendue de ce mémoire, de discuter la part plus ou moins grande qui revient au scorbut dans cette affection. Cette question de l'héméralopie nous semble avoir été traitée le plus souvent d'une manière trop exclusive; et nous ne croyons nullement nécessaire d'adopter absolument l'une ou l'autre des deux opinions qui attribuent l'affection, tantôt au scorbut ou aux causes qui produisent le scorbut, tantôt à l'influence de la lumière, que celle-ci soit plus ou moins vive, plus ou moins diffuse, qu'elle provienne directement ou par réflexion du soleil ou de la lune. Ne vaudrait-il pas mieux admettre, comme pour l'amblyopie simple, deux sortes d'héméralopie, l'héméralopie sthénique et l'héméralopie asthénique? L'héméralopie sthénique, ou congestive, ou active, qui est celle qui se développe surtout après l'exposition des yeux à une lumière vive plus ou moins long-temps prolongée, celle qui est assez souvent observée à terre, qui a été étudiée par M. Netter chez des militaires manœuvrant sur des terrains exposés au soleil, qui se développe dans les pays équatoriaux où la radiation solaire est toujours très-vive, aussi bien que dans les contrées polaires où la même excitation sur les yeux est produite par les neiges, les glaciers ou des nuits étincelantes de la clarté de la lune et des étoiles, l'héméralopie asthénique ou passive, au contraire, qu'on observe surtout après les longues navigations, les privations de toute espèce, qui est liée à un état d'anémie plus ou moins prononcé, au scorbut, qu'on ne voit jamais chez les officiers. A la première appartiennent comme symptômes les douleurs péri ou intra-orbitaires, le larmoiement, la photophobie, la contraction de la pupille, et tous les symptômes subjectifs, mouches volantes, éclairs, papillons de feu, etc.; à la seconde, des symptômes beaucoup moins nombreux, et surtout la dilatation pupillaire, la mydriase héméralopique, et les signes d'une débilitation de tout l'organisme, sans que le scorbut soit le compagnon obligé de l'altération visuelle : c'est le plus souvent à celle-ci que se rapportent les observations des médecins de la marine.

Nous trouvons ces deux variétés d'héméralopie admises dans plusieurs mémoires sous des noms différents : sous celui d'*héméralopie aiguë* ou *chronique*, par exemple (1) ; sous le nom d'*héméralopie idiopathique* et *symptomatique* (2), l'héméralopie symptomatique se subdivisant en sympathique et métastatique, tandis que l'héméralopie idiopathique a surtout pour causes, — l'impression d'une lumière trop vive ou trop long-temps continuée, les observations astronomiques et microscopiques, certaines opérations de la chimie et des arts, l'habitation des pays couverts de neige ou de sable blanc, certains effets de la mer et des plages connus sous le nom de mirage ; — ou bien l'épuisement de la sensibilité optique, suite de l'épuisement de la sensibilité générale, causé par les poisons narcotiques, la douleur, les céphalées, les excès vénériens, l'onanisme, etc. M. Desmarres (3) ne rapporte-t-il pas l'observation d'un enfant de 12 ans, chez lequel on croyait à une héméralopie, et chez lequel on reconnut par l'ophthalmoscope une hypérémie très-marquée de la rétine et de la papille du nerf optique? Des sangsues artificielles, des purgatifs, l'obscurité, amenèrent la guérison en une semaine. Mais pourquoi ne

(1) M. Piriou. Considérations sur l'héméralopie et le scorbut. — Archives de médecine navale, novembre 1865.

(2) Thèse de C. Payen; Paris, 1816.

(3) Desmarres Traité théorique et pratique des maladies des yeux (2e Édit., 1854).

pas maintenir le nom d'héméralopie à cette affection qui produit une cécité plus ou moins complète, pendant la nuit? C'est l'héméralopie congestive (causée par un excès de travail, dans le cas cité par M. Desmarres), et cette variété guérira le plus souvent par les émissions sanguines, les dérivatifs sur le tube intestinal, le repos de l'organe malade, l'obscurité; tandis que l'héméralopie asthénique se trouvera mieux des vésicatoires volants, de la strychnine, des fumigations avec l'ammoniaque ou autres substances excitantes

Ajoutons que l'héméralopie, qui est une névrose pour tous les auteurs, semblerait aussi pouvoir être symptomatique ou être accompagnée de lésions pathologiques, comme le prouve l'autopsie curieuse faite par M. Quémar, d'un homme atteint d'héméralopie, et chez lequel il y avait coïncidence de cette affection avec une altération manifeste des ganglions ophthalmiques (1).

Pour les cas particuliers observés à bord de *l'Iphigénie*, si l'on considère qu'ils se sont déclarés après une longue et pénible navigation dans l'Océan du Sud, où le ciel est le plus souvent couvert et brumeux, où il n'y a pas lieu par conséquent d'invoquer l'influence de la lumière; que les malades ont été soumis long-temps à l'humidité, au froid qui a atteint jusqu'à — 2° centigr.; que quelques-uns de ces héméralopes avaient un commencement de scorbut, et que tous étaient plus ou moins débilités ou fatigués, on peut conclure au caractère asthénique de l'héméralopie, qui s'est ici développée sous l'action de causes analogues à celles qui ont déterminé le scorbut.

Dans cette traversée de retour, la bronchite est l'affection qui figure le plus souvent sur le tableau des maladies observées à bord; elle a sévi surtout dans les parages du Cap Horn, et sur les militaires qui n'étaient point suffisamment garantis du froid par leurs vêtements. Dans notre rapport de fin de campagne, nous faisions ressortir la convenance qu'il y aurait à délivrer à ces hommes qui font un service à bord presque

(1) Relation médicale de la campagne de *l'Alceste* dans l'Océan-Pacifique (1854-1856), par M. Quémar, médecin de 1re classe.

aussi pénible que les matelots, des vêtements de laine (bas et caleçons) comme aux marins, pour traverser cette zône très-froide où le navire ne peut rester moins d'un mois.

Le froid et l'humidité, joints à l'action irritante de l'eau de mer, ont causé de nombreux furoncles, des panaris ; et les plaies, en général, se cicatrisaient avec la plus grande difficulté, la plus grande lenteur. Mais les observations véritablement intéressantes ont été fournies par les passagers, surtout par les malades renvoyés en France sur l'avis des Conseils de santé de la Nouvelle-Calédonie et de la Division navale du Brésil et de la Plata ; et nous rapporterons succinctement les principales qui ont été recueillies, pour la plupart, par M. Rousseau, chirurgien de 3e classe, dont le concours intelligent et dévoué nous a été du plus grand secours pendant toute la campagne.

Le nommé Froment (Marie-Étienne), gendarme, âgé de 31 ans, est d'un tempérament lymphatique. En 1858 et 1859, il a séjourné à Milan et à Rome, où il s'est livré à des excès de boisson, d'absinthe surtout, sans qu'il ait été jamais malade.

En 1860, il fut envoyé à la Nouvelle-Calédonie, où il continua à boire avec excès. Cependant sa santé fut parfaite jusqu'au mois d'août 1864, époque à laquelle, au poste de Puëbo, il commença à tousser et à rejeter ses aliments; il éprouva aussi des battements de cœur assez fréquents, et s'aperçut qu'il y avait parfois de l'œdème aux malléoles. Il n'y avait pas de médecin au poste de Puëbo, et, en septembre, le malade revint à Port-de-France et entra à l'hôpital, où il fut traité par l'alcoolé de digitale principalement.

Sorti après 45 jours d'hôpital dans un état satisfaisant, il vit reparaître un mois plus tard les palpitations de cœur, l'œdème des jambes, et fut forcé de rentrer à l'hôpital. Nouveau traitement par les préparations de digitale pour les palpitations ; traitement par le fer et les toniques pour combattre l'anémie. Il resta à l'hôpital jusqu'au 4 avril 1865, et fut embarqué sur *l'Iphigénie* pour être repatrié. A son arrivée à bord, on constate un peu d'hypertrophie du cœur, du souffle après le premier temps ; état d'anémie très-prononcé et anasarque. La respiration est gênée ; les digestions se font mal ; après les repas surviennent des accès de toux dans lesquels le malade vomit ses aliments. La maladie a paru rester stationnaire jusque dans les latitudes froides du Cap-Horn ; mais ici, elle s'est rapidement aggravée. Les battements du cœur, très-énergiques d'abord, sont devenus plus obcurs, en partie masqués par un épanchement dans le péricarde ; le bruit de souffle de plus en plus fort reliait le premier bruit au second bruit du cœur, signe d'altération des valvules auriculo-ventriculaires, très-probablement d'insuffisance avec rétrécissement.

L'ascite a rapidement augmenté; la gêne de la respiration et de la circulation nous a forcé de pratiquer le 19 juin la paracentèse abdominale, qui a donné issue à 12 litres environ de liquide.

Quand le malade a été dirigé sur l'hôpital de Rio-Janeiro, la plaie du trocart n'était pas fermée et laissait sortir une assez grande quantité de sérosité limpide. A l'hôpital de la Miséricorde, on employa un traitement débilitant. purgatifs répétés, vésicatoires aux mollets. L'œdème diminua notablement ; mais Froment rentra à bord le 7 juillet, épuisé, vomissant la moitié de ce qu'il prenait, et rendant par des selles diarrhéiques très-fréquentes l'autre moitié de ses aliments tels qu'il les avait pris, sans qu'ils eussent aucunement subi l'influence de la digestion.

Des potions à l'extrait de ratanhia, des lavements avec amidon et laudanum ont bientôt diminué la diarrhée ; mais l'affaiblissement fait des progrès rapides ; la respiration est extrêmement difficile, le pouls petit et précipité.

Le 10 juillet, à 7 heures du matin, est survenu brusquement un piqueté hémorrhagique qui a débuté par les extrémités et a gagné promptement tout le corps. L'œdème qui avait un peu diminué devient surtout considérable dans le côté droit sur lequel le malade est couché, et les mouvements de ce côté deviennent impossibles. A trois heures du soir, les paroles ne sont plus intelligibles, la respiration est anxieuse et bruyante.

La diarrhée a repris une nouvelle intensité et bientôt l'agonie commence : râles bruyants, yeux convulsés en haut, quelques contractions musculaires, pouls très-fréquent et d'une petitesse extrême. Mort à cinq heures du soir.

Il résulte de cette observation que la maladie a débuté par une lésion des valvules auriculo-ventriculaires. Qu'elle soit ou non la suite d'une endocardite, cette lésion est la cause la plus fréquente de l'hypertrophie du cœur, et celle-ci est alors beaucoup plus grave que lorsqu'elle est simple ou produite par obstacle artériel.

A l'arrivée du malade à bord, le mal était au deuxième degré ; il y avait hydropisie produite mécaniquement et par altération du sang : mécaniquement, par suite de la stase du sang dans le cœur et les autres organes, le foie, la rate, le rein ; par altération du sang, car la respiration était déjà altérée, gênée et la nutrition du sang était imparfaite, il ne contenait plus la quantité normale d'albumine.

C'est dans cette seconde période surtout qu'existe l'indication d'un bon régime et même des toniques ; mais le traitement le plus rationnel ne peut que prolonger l'existence, sans guérir la maladie.

Le froid a paru exercer l'action la plus fâcheuse sur la marche du mal, en activant surtout les suffusions séreuses.

Les observations de pathologie externe sont plus nombreuses. Plusieurs cas d'arthrite traumatique ont été traités à bord pendant la traversée de retour. Voici les plus importantes :

Le nommé Boguuenec, matelot de deuxième classe, est tombé, le 26 janvier 1865, dans une de ces échelles de cordes à échelons en bois qui font communiquer, pendant le lavage des échelles ordinaires, le faux-pont avec la batterie.

Dans cette chute, le creux poplité s'est trouvé placé sur l'un des échelons supérieurs pendant que le pied du même côté était solidement fixé par le pont de la batterie. Les ligaments de l'articulation fémoro-tibiale droite ont donc supporté un instant le poids de tout le corps se renversant brusquement en arrière sur les échelons inférieurs.

Le genou est devenu immédiatement le siége de douleurs très-vives et d'un gonflement considérable. A défaut de sangsues (qu'on ne trouve pas en Nouvelle-Calédonie, bien qu'il nous semble très-facile d'en élever dans certains marais qui environnent Port-de-France), plusieurs applications de ventouses scarifiées furent faites pendant les premiers jours, et les résolutifs furent continués jusqu'au 18 février.

Le gonflement avait diminué, mais tout mouvement de l'articulation était encore très-difficile et douloureux. Un bandage dextriné fut donc appliqué, et, à la levée de l'appareil, on a commencé à exercer des mouvements dans l'articulation malade.

Plus tard, on eut recours à la pommade iodurée, au nitrate d'argent, enfin aux lotions sulfureuses; le 29 juillet, la disparition du gonflement était complète, et le malade reprit son service. Mais les mouvements de l'article produisant des douleurs assez vives, Bouguénec fut de nouveau exempté de tout service, et soumis aux lotions sulfureuses jusqu'à Brest. A ce moment, le gonflement et la douleur étaient nuls; mais cet homme est d'une constitution lymphatique; il a eu une hémoptysie du 5 au 10 octobre 1864, et comme le genou pourrait devenir plus tard le siége d'accidents plus graves, peut-être d'une tumeur blanche, un certificat constatant l'origine de la blessure lui fut délivré.

Une arthrite traumatique du poignet droit s'est développée à la Nouvelle-Calédonie, sur le nommé Villetard (Jules), fusilier à la première compagnie disciplinaire, à la suite de plusieurs chutes sur la paume de la main. A bord, il a été traité par l'iodure de potassium à l'intérieur et à l'extérieur, puis par un bandage compressif, inamovible, deux fois renouvelé et maintenu en place du 20 avril au 20 juin. Il en est résulté une grande amélioration, et la main qui était dans la position vicieuse de flexion complète avec supination, a été ramenée à la demi-pronation et pouvait exécuter quelques mouvements à la fin du voyage.

Mais le malade éprouvait encore de temps en temps de la douleur dans le membre malade, et pendant ce temps, la main et les doigts étaient privés de mouvement.

Le nommé Heurthault (Gabriel), matelot chauffeur de 3e classe de l'aviso à vapeur *le Lamothe-Piquet*, renvoyé en France sur la proposition d'une commission de santé qui s'est réunie le 6 juillet 1865, à Rio-Janeiro, est atteint d'arthrite traumatique de l'articulation huméro-cubitale du côté gauche. Cette affection résulte d'une blessure reçue le 5 mars 1865 et occasionnée par l'arbre de l'hélice, la machine étant en mouvement. Voici les lésions constatées après l'accident : contusion de tout l'avant-bras avec ecchymose sans plaie; violente contusion de l'articulation huméro-cubitale ; les tissus de la partie interne du coude, dans une circonférence de 15 centimètres de diamètre avec la tubérosité interne comme centre, étaient livides, mâchés, dilacérés ; une plaie de deux centimètres permet d'introduire le doigt jusque dans l'articulation ; hémorrhagie veineuse, pas de lésion osseuse constatée.

Le traitement a consisté en irrigations froides pendant huit jours, en pansements simples; puis en douches, frictions et bains aromatiques. A bord, une affection eczémateuse du coude a été combattue par des manuluves alcalins et le cérat de Goulard ; au moment de l'arrivée à Brest, la cicatrice est solide, les mouvements de l'avant-bras sont assez étendus et peu douloureux.

Le nommé Lauzin, passager civil, âgé de 76 ans, fit une chute dans le faux-pont, le 4 mai 1865, pendant un violent coup de roulis. L'épaule gauche supporta tout le poids du corps, et l'humérus fut fracturé dans son tiers supérieur, immédiatement au-dessous de l'insertion du grand pectoral. Le blessé fut transporté à l'hôpital, et couché dans un cadre : il a été traité d'abord par les résolutifs; et, après cinq jours, à cause de son indocilité, par un bandage dextriné en forme de 8 de chiffre, dont les anneaux embrassaient le cou et l'épaule malade.

Il n'avait pas été possible de placer un coussin axillaire, et, après la consolidation, l'humérus présente, au point lésé, un angle légèrement saillant en avant et en dedans. Néanmoins, la consolidation parfaite et obtenue en 45 jours est d'autant plus remarquable que la nutrition du bras blessé était depuis long-temps déjà diminuée par une paralysie incomplète de tout le côté gauche, suite d'apoplexie, et que la raréfaction du tissu osseux, si fréquente chez les hommes d'un âge aussi avancé, pouvait faire craindre une terminaison moins heureuse.

Le nommé Couffy, fusilier d'infanterie de marine, âgé de 25 ans, d'un empérament lymphatique, embarque le 4 avril sur *l'Iphigénie*, pour rentrer en France avec sa compagnie. En se rendant à la Nouvelle-Calédonie sur *l'Isis*, il y a trois ans, il a éprouvé des douleurs lombaires qui ont disparu peu de temps après.

Mais, pendant les sept derniers mois qu'il a passés à la Nouvelle-Calédonie (à Kanala), il a ressenti ces mêmes douleurs plus violentes ; et il a vu survenir, dans le dernier mois, une tumeur bien circonscrite dans la région lombaire, à gauche.

Ce n'est que le 15 avril qu'il vient à la visite des malades, à bord de *l'Iphigénie*. La tumeur est grosse comme la tête d'un fœtus de 7 mois, arrondie, sans changement de couleur à la peau, peu douloureuse à la pression, fluctuante. Le malade a un teint terreux, blafard, qui fait soupçonner une constitution scrofuleuse ; il n'a jamais souffert de la poitrine.

On diagnostique un abcès par congestion, symptomatique d'une lésion de la colonne vertébrale. Traitement par l'iodure de potassium, l'huile de foie de morue, le vin de quinquina.

L'abcès reste stationnaire pendant 20 jours ; puis, sur la limite de son pourtour, à la partie supérieure et un peu interne, il se forme un point induré, rouge, qui devient bientôt fluctuant ; cependant on ne peut dire encore si ce petit foyer communique avec l'abcès, ou si c'est un petit abcès isolé.

La communication devient bientôt manifeste ; le petit abcès s'ouvre spontanément et donne passage à du pus séreux, mal lié, sans beaucoup d'odeur. Le malade perd l'appétit, mais n'a pas de fièvre pendant les deux premiers jours.

Le soir du troisième jour à partir de l'ouverture de l'abcès (à la fin de mai), il se plaint de frissons. Le soir même, on donne 0,50 centigr. de sulfate de quinine, et, le lendemain, on applique du caustique de Vienne à la partie inférieure de la tumeur pour faciliter l'écoulement du pus et empêcher son croupissement.

Deux jours plus tard, nouveau point rouge, en tout semblable au premier, à la partie interne de la tumeur ; mais, après être resté pendant quelques jours stationnaire, il disparaît. L'abcès se vide par les deux ouvertures.

Il survient alors des accidents du côté de la poitrine ; le malade tousse beaucoup, a des sueurs nocturnes abondantes, un peu de fièvre tous les soirs ; les pommettes rouges tranchent sur le reste de la figure, qui est pâle et terreux. — 0,30 centigr. de sulfate de quinine pendant trois jours (le soir), huile de foie de morue, poudre de quinquina le matin dans du café noir.

Le malade a été traité à l'hôpital de Rio-Janeiro du 24 juin au 7 juillet. A sa rentrée à bord, les parois du foyer étaient en partie recollées, et l'une des ouvertures donnait issue à très-peu de pus ; le malade n'a pas d'appétit et s'est amaigri.

Le 9 juillet, il se plaint d'une douleur dans le côté droit du ventre, douleur qu'il dit ressentir depuis plusieurs jours. A la palpation, on sent dans la fosse iliaque droite une tumeur volumineuse, un peu douloureuse à la pression. Cette tumeur augmente lentement ; mais les ganglions inguinaux et cruraux s'engorgent et deviennent douloureux ; on peut apercevoir une migration lente du pus de la fosse iliaque vers la région inguinale.

A cette époque, diarrhée pendant huit jours qui affaiblit beaucoup le malade ; de plus, il tousse et crache beaucoup, il a des sueurs très-abondantes nuit et jour. Il y a de la fièvre le soir, pas d'appétit, peu de sommeil.

La tumeur de la fosse iliaque reste stationnaire, les ganglions lymphatiques de l'aine et de la cuisse sont toujours indurés et tuméfiés ; la cuisse droite est le siége d'un peu d'œdème.

Le 23 juillet, l'ouverture du premier abcès, qui depuis long-temps ne donnait plus de pus, laisse couler en abondance un pus séreux, mal lié. Au-dessous de ce premier abcès, il se forme une nouvelle collection peu volumineuse, sur le milieu de laquelle apparaît un point rouge ramolli.

Le 24 et le 25 juillet, il se forme du côté droit de la colonne lombaire un autre dépôt purulent divisé en deux tumeurs : la première, plus grosse, est située au-dessus de la crête iliaque, à sa partie postéro-interne : la seconde se trouve en avant et plus bas, au-dessous de la même crête ; le pus paraît sous-cutané.

Ces deux tumeurs sont douloureuses et paraissent le siége d'une inflammation assez vive ; la peau est chaude et rouge à cet endroit ; le malade a beaucoup de fièvre. — Julep avec extrait mou de quinquina, 4 grammes ; cataplasmes.

Le 26, l'inflammation de cet abcès bilobé a à peu près disparu ; mais la douleur persiste, elle est exaspérée par la moindre pression. Le malade tousse beaucoup. A l'auscultation, on n'entend aucun bruit anormal à gauche ; mais, à droite, dans les fosses sus et sous-épineuses, on perçoit de gros râles sous-crépitants.

Le 27, l'abcès de la fosse iliaque a sensiblement diminué ; la suppuration du premier diminue, mais les abcès du côté droit augmentent considérablement.

Toux et crachats purulents, pas de fièvre, amaigrissement rapide du malade ; alternatives de diarrhée et de constipation.

2 août. — L'abcès de la fosse iliaque droite a disparu ; mais le pus qu'il contenait paraît avoir passé dans ceux qui sont au-dessus et au-dessous de la crête iliaque. Ils ont acquis un volume considérable ; sur l'inférieur, la peau rougit et s'amincit rapidement dans un point.

Sueurs d'une excessive abondance nuit et jour ; alimentation très-difficile ; un peu de diarrhée que l'on arrête facilement.

5 août. — Les deux tumeurs de droite ont continué à se développer ; elles communiquent librement entre elles. Le pus contenu dans la tumeur supérieure passe dans l'inférieure, et de-là dans le pli de l'aine, dont les ganglions deviennent de nouveau très-douloureux : œdème très-considérable dans toute la cuisse du même côté.

Le malade se plaint de douleurs dans le côté gauche de la poitrine ; l'auscultation ne fournit rien au point douloureux ; mais, dans toute l'étendue du poumon droit et à la partie inférieure de celui du côté gauche où ils sont cependant moins nombreux, on entend des craquements et du gargouillement. Peu de fièvre, pas de diarrhée.

7. — Sur l'insistance du malade, et à cause des douleurs très-vives déterminées par une tension extrême de l'abcès, on pratique une ponction sous-cutanée à la partie déclive de la poche inférieure de l'abcès

droit, où la peau paraît s'amincir de plus en plus et menace de se rompre. Cette ponction donne issue à 200 grammes à peine d'un pus séreux, inodore, verdâtre, mélangé de quelques grumeaux d'apparence tuberculeuse. Quoique ces 200 grammes de pus ne forment pas la dixième partie de ce que contiennent les deux poches, on n'en peut faire sortir davantage par la canule. On la retire et on panse avec du taffetas gommé.

8. — La cuisse est énormément œdématiée; elle est trois fois plus volumineuse que celle du côté gauche. Le malade se plaint beaucoup de la gêne que lui cause cet œdème; il ne peut plus se mouvoir dans son lit.

9. — Dans la nuit, le malade a eu un peu de délire. Au centre de la collection purulente inférieure apparaît un point blanchâtre qui annonce que dans quelques heures le pus se fera jour par là. Pour éviter une escharre trop étendue, une application de caustique de Vienne est faite sur ce point. L'abcès de gauche recommence à fournir une quantité considérable de pus; sueurs excessives, toux, crachats purulents très-abondants.

10. — L'escharre s'est détachée, issue d'une énorme quantité de pus séreux, mal lié, sans odeur; mais celui fourni par l'abcès de gauche a une odeur fétide.

La faiblesse du malade n'a pas sensiblement augmenté, quand à une heure de l'après-midi il appelle l'infirmier et rend le dernier soupir, en disant : « Je meurs ! »

L'autopsie n'a pu être faite à cause du grand nombre des malades qui étaient en ce moment alités.

Mais le point de départ de ces abcès n'est-il pas suffisamment indiqué par la marche de la maladie?

Les douleurs ressenties depuis long-temps dans la région lombaire ne laissent aucun doute sur l'existence d'une altération de la colonne vertébrale dans cette région; de plus, le tempérament strumeux du malade, le développement simultané et l'évolution rapide de tubercules dans les poumons, plaident en faveur d'*une infiltration tuberculeuse*, dans les os principalement, ou dans les cartilages, ou enfin en dehors de la colonne vertébrale, comme M. Nichet en a observé plus d'un exemple.

Dès l'arrivée du malade à bord, en effet, on a constaté des points rouges et durs qui bientôt se sont ramollis ; et, quand le pus s'est fait jour à l'extérieur, il était séreux et mélangé d'une proportion assez grande de *grumeaux d'aspect tuberculeux*.

Nous avons dû écarter l'idée de tubercules enkystés de la colonne vertébrale, parce qu'il n'y a jamais eu de point douloureux fixe, limité, ni commencement de gibbosité.

Nous avons vu dernièrement un exemple remarquable de cette forme limitée du *mal de Pott*, chez un jeune homme de 26 ans, qui a été traité en 1859 à l'hôpital de Brest, de pleurésie avec épanchement, pendant qu'il était au service.

Après 2 mois de congé de convalescence, C. D*** est retourné au service, et peu de temps après, à Toulon, il a éprouvé les premiers symptômes d'une lésion osseuse de la colonne vertébrale. En mars 1863, apparaît un commencement de gibbosité à la partie moyenne de la région dorsale, gibbosité qui a peu-à-peu augmenté et paraît causée par l'altération d'une ou deux vertèbres au plus. Rentré dans sa famille, C. D*** a pu se livrer pendant quelque temps à des travaux d'agriculture ; mais, en octobre 1864, il a été pris presque tout-à-coup d'une gène très-grande de la marche, puis bientôt de paralysie incomplète des membres inférieurs, avec contractures, crampes, etc.

L'état du malade s'est notablement aggravé pendant l'hiver 1864-65 ; puis les douleurs de la région dorsale ont disparu, sans qu'il y ait eu apparence d'abcès par congestion, et les accidents se sont bornés à la perte des mouvements des membres inférieurs.

La guérison n'est pas encore complète, certaine ; mais l'amélioration très-grande de l'état général, l'absence de tout symptôme actuel du côté de la colonne dorsale et de la poitrine, et enfin, un commencement de retour de la motilité et de la sensibilité des membres inférieurs, font espérer qu'un nouvel exemple de guérison pourra être ajouté à ceux déjà cités par Delpech, Bonnet, MM. Nélaton, Nichet.

Mais cette altération de la colonne vertébrale qui se termine par une gibbosité, condition *sine quâ non* de la guérison pour M. Nélaton, estelle toujours causée par des tubercules enkystés? Dans ce dernier cas que nous venons de citer, comme dans celui d'une jeune fille de 14 ans observé par M. Bonnet, où l'onanisme avait été la cause de la maladie, et dans lequel il n'y avait pas d'abcès par congestion, il est à présumer que la maladie n'est pas de nature tuberculeuse.

Chez le nommé Couffy, au contraire, il n'y a pas eu localisation du mal, aucune trace de paralysie ni de contracture; nous avons donc été conduit à admettre l'infiltration tuberculeuse de la colonne vertébrale, nous fondant sur le tempérament scrofuleux, sur la coïncidence de la tuberculisation pulmonaire, sur le grand nombre des abcès, et la grande quantité de pus qui provenait manifestement d'une surface malade plus ou moins étendue.

Le pus s'est, en effet, ouvert passage, d'une part, sur les côtés des vertèbres lombaires; et, comme c'est le cas le plus ordinaire, il s'est engagé dans la gaîne du muscle psoas-iliaque, se dirigeant vers le pli de l'aine, sans arriver jusqu'au petit trochanter; d'autre part, le pus suivant le muscle carré des lombes, est venu faire saillie en arrière entre le grand oblique et le grand dorsal (au même point que les viscères de l'abdomen, dans la hernie dite hernie de J.-L. Petit); de-là le pus, sous l'influence de la pesanteur et des mouvements des muscles larges de l'abdomen, a descendu et a bientôt franchi la crête iliaque, pour venir faire saillie jusque dans la fosse iliaque externe.

Nous ne ferons que citer quelques autres affections chirurgicales d'une moindre importance : — une ostéite du maxillaire inférieur, existant depuis trois ans sur un militaire passager, qui a été guérie par l'iodure de potassium à l'intérieur et la teinture d'iode en applications locales; — une carie du sacrum, observée sur un matelot de 3e classe de la frégate *l'Astrée*. Malgré les renseignements fournis par le malade, qui fait remonter le début de la maladie à 8 mois seulement, il est manifeste qu'elle est beaucoup plus ancienne, puisque déjà, en 1859, puis en 1862, et sur *l'Astrée* en avril 1863 et en octobre 1864, il a été atteint de plusieurs abcès qui se sont ouverts dans la région sacrée et sont restés plus ou moins long-temps fistuleux. A l'arrivée en France, deux trajets fistuleux donnent encore passage à du pus; l'état général s'est notablement amélioré par l'emploi de l'huile de foie de morue qui a été administrée pendant la plus grande partie de la traversée.

Depuis long-temps aucune maladie grave ne s'était développée, et nous n'avions eu à déplorer la perte d'aucun homme de l'équipage à bord de *l'Iphigénie* pendant toute la campagne, lorsque notre arrivée à Brest a été tristement signalée par une mort subite que rien n'avait fait prévoir.

Le nommé Longby (Jacques), quartier-maître de manœuvre, âgé de 37 ans, avait fait, dans la journée du 28 août, une chute à laquelle il ne prêta aucune attention; à huit heures et demie du soir, il s'est présenté à l'hôpital, se plaignant de douleurs à la partie supérieure et antérieure de la poitrine, douleurs qui ne sont pas augmentées par les plus fortes inspirations. Le malade ne tousse pas, n'a pas de fièvre, il est exempté de service de nuit. Le malade a été examiné à 9 heures : la douleur a un peu augmenté, mais l'état général est toujours très-bon; on prescrit une potion avec 30 gouttes d'éther et 10 gouttes de laudanum. A neuf heures et quart, le malade revient à l'hôpital, est pris de faiblesse et rejette une petite quantité de matières alimentaires. On le fait coucher sur un lit, respirer du vinaigre et de l'éther : presqu'aussitôt, le malade soulève la tête, fait deux ou trois fortes inspirations, accompagnées de légères contorsions de la bouche, et meurt.

A notre arrivée à l'hôpital, il n'y avait plus de pouls, plus de mouvements respiratoires, la peau était un peu cyanosée. On essaya en vain de rétablir artificiellement la respiration par l'élévation et l'abaissement successifs des bras, des pressions sur le thorax et l'abdomen, des frictions et des applications du marteau de Mayor à la région précordiale.

Cet homme n'avait jamais été malade à bord. Les matières vomies quelques minutes avant la mort ne présentaient rien de remarquable.

L'autopsie a été faite 21 heures après la mort.

Habitude extérieure. Traces de brûlure produites par le marteau de Mayor à la région du cœur et à l'épigastre ; cyanose presque générale ; rigidité très-grande des membres.

Cavité crânienne. A l'ouverture du crâne, on trouve tous les vaisseaux de la dure-mère gorgés de sang ; il en est de même de ceux de la pie-mère. Il y a un peu de ramollissement du cerveau et une injection manifeste du bulbe rachidien. Les coupes de l'encéphale font voir un piqueté plus prononcé qu'à l'état normal ; il existe un peu de sérosité sanguinolente dans les ventricules médian et latéraux, la toile choroïdienne et les plexus choroïdes sont très-injectés. A la coupe, le cervelet présente un aspect sablé ; le quatrième ventricule contient aussi de la sérosité sanguinolente.

On ne rencontre pas de noyaux apoplectiques.

Cavité thoracique. Un peu de sérosité dans le péricarde. Les poumons crépitent et sont à peine congestionnés ; la plèvre ne renferme pas de sérosité ; il y a un peu d'hypertrophie du cœur, dont les parois sont graisseuses, le tissu excessivement friable.

Les gros vaisseaux ne présentent pas la moindre dilatation ; les valvules auriculo-ventriculaires et artérielles sont saines : pas de trace de tumeurs anévrysmales.

Cavité abdominale. Elle n'offre de particulier qu'un enroulement à droite du grand épiploon, et un peu d'injection de la partie supérieure de l'intestin grêle.

Tous les organes sont sains.

En résumé, on ne constate qu'un peu de ramollissement du cerveau, l'injection des méninges, et une injection très-fine de l'encéphale, analogue à celle de l'apoplexie capillaire.

Cette mort étant purement accidentelle ne pouvait nullement empêcher l'admission en libre pratique de *l'Iphigénie*, quand elle a mouillé sur la rade de Brest, le 30 août 1865.

FIN.

Vu :
Le Recteur de l'Académie,
AL. DONNÉ.

Vu permis d'imprimer.
Le Président-Censeur,
ANGLADA.

QUESTIONS TIRÉES AU SORT

auxquelles le Candidat répondra verbalement.

(Arrêté du 22 Mars 1842.)

CHIMIE MÉDICALE ET PHARMACIE.

Préciser les divers acides que le phosphore peut produire par sa combinaison avec l'oxygène.

CHIMIE GÉNÉRALE ET TOXICOLOGIE.

De l'acide sulfureux. Faire connaître ses propriétés. Décrire les procédés par lesquels on peut l'obtenir. En donner la théorie.

BOTANIQUE ET HISTOIRE NATURELLE MÉDICALE.

De la marche de la sève dans les végétaux.

ANATOMIE.

De l'organisation et du mode de développement des cartilages d'ossification.

PHYSIOLOGIE.

La physiologie humaine diffère-t-elle de l'anthropologie?

PATHOLOGIE ET THÉRAPEUTIQUE GÉNÉRALES.

Définir les méthodes en thérapeutique.

PATHOLOGIE MÉDICALE OU INTERNE.

De l'état morbide bilieux. Peut-il être primitif, ou est-il toujours consécutif?

PATHOLOGIE CHIRURGICALE OU EXTERNE.

Du diagnostic des tumeurs du scrotum.

THÉRAPEUTIQUE ET MATIÈRE MÉDICALE.

Des méthodes générales de traitement.

OPÉRATIONS ET APPAREILS.

Des appareils inamovibles pour le traitement des fractures

MÉDECINE LÉGALE.

Suffit-il, pour détruire une accusation d'infanticide, de prouver que le fœtus n'a pas respiré?

HYGIÈNE.

De quelle manière les aliments peuvent-ils devenir une cause de maladie épidémique?

ACCOUCHEMENTS.

De l'adhérence du placenta.

CLINIQUE INTERNE.

Des signes de la crise complète.

CLINIQUE EXTERNE.

Du Catarrhe de la vessie et de son traitement.

TITRE DE LA THÈSE A SOUTENIR.

Relation médicale de la campagne de la frégate à voiles l'Iphigénie (Voyage à la Nouvelle-Calédonie, années 1864-1865).

SERMENT.

En présence des Maîtres de cette Ecole, de mes chers Condisciples et devant l'effigie d'Hippocrate, je promets et je jure, au nom de l'Etre Suprême, d'être fidèle aux lois de l'honneur et de la probité dans l'exercice de la Médecine. Je donnerai mes soins gratuits à l'indigent, et n'exigerai jamais un salaire au-dessus de mon travail. Admis dans l'intérieur des maisons, mes yeux ne verront pas ce qui s'y passe; ma langue taira les secrets qui me seront confiés, et mon état ne servira pas à corrompre les mœurs, ni à favoriser le crime. Respectueux et reconnaissant envers mes Maîtres, je rendrai à leurs enfants l'instruction que j'ai reçue de leurs pères.

Que les hommes m'accordent leur estime si je suis fidèle à mes promesses! Que je sois couvert d'opprobre et méprisé de mes confrères si j'y manque!

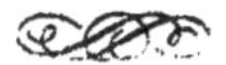

FACULTÉ DE MÉDECINE DE MONTPELLIER.

PROFESSEURS.

MM. BERARD (O ❋), Doyen.	*Chimie générale et Toxicologie.*
RENÉ ❋ (C).	*Médecine légale.*
BOUISSON (O ❋) ✠.	*Clinique chirurgicale.*
BOYER ❋.	*Pathologie externe, Clinique des maladies syphilitiques et cutanées.*
DUMAS ❋.	*Accouchements.*
FUSTER.	*Clinique médicale.*
JAUMES ❋.	*Pathologie et Thérapeutique générales.*
MARTINS ❋.	*Botanique.*
DUPRÉ ❋ (C).	*Clinique médicale.*
BENOIT ❋.	*Anatomie, Clinique des maladies syphilitiques et cutanées.*
ANGLADA, Président.	*Pathologie médicale.*
COURTY.	*Clinique chirurgicale.*
BÉCHAMP.	*Chimie médicale et Pharmacie.*
ROUGET.	*Physiologie.*
COMBAL ❋.	*Thérapeutique et Matière médicale.*
FONSSAGRIVES (O ❋) ✠, *Exam.*	*Hygiène.*
N...	*Opérations et Appareils.*

M. LORDAT (C. ❋), Professeur honoraire.

AGRÉGÉS en exercice.

MM. QUISSAC.
GIRBAL.
MOUTET.
GARIMOND, *Examinateur.*
JACQUEMET.
MOITESSIER.
GUINIER, *Examinateur.*
PÉCHOLIER.

MM. CAVALIER.
CASTAN.
BATLLE.
ESPAGNE.
SAINTPIERRE.
ESTOR.
PLANCHON.

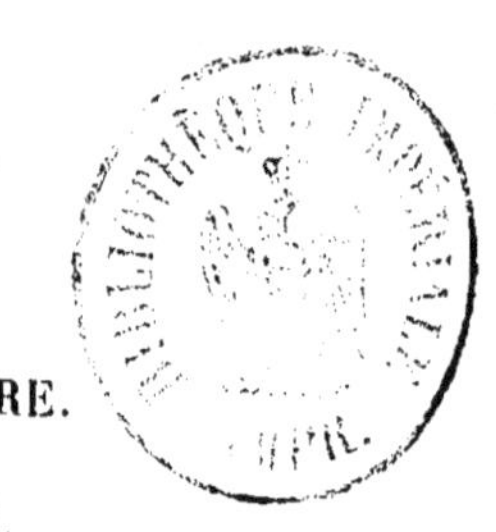

La Faculté de médecine de Montpellier déclare que les opinions émises dans les Dissertations qui lui sont présentées, doivent être considérées comme propres à leurs auteurs, qu'elle n'entend leur donner aucune approbation ni improbation.

www.ingramcontent.com/pod-product-compliance
Lightning Source LLC
LaVergne TN
LVHW011952160826
845678LV00002B/505

* 9 7 8 2 3 2 9 6 7 7 1 3 2 *